全国卫生职业院校学习笔记系列丛书

急救护理学习笔记

主　编　杨凤琴

副主编　汤满桔

编　者（按姓氏汉语拼音排序）

邵婷婷（江西医学高等专科学校）

汤满桔（江西省上饶市人民医院）

翁琛婷（江西医学高等专科学校）

杨凤琴（江西医学高等专科学校）

袁荣华（九江学院）

U0263307

科 学 出 版 社

北 京

内 容 简 介

　　《急救护理学习笔记》是根据中高职护理职业教育的培养目标和教学计划，在总结多年教学改革实践和教学经验的基础上，以《急救护理技术》为蓝本编写而成。本教材内容包括：绪论，院外急救及护理，医院急诊科管理，重症监护，心搏骤停与心肺脑复苏，急性中毒病人的救护，中暑、淹溺与触电病人的救护，昏迷，常见救护技术及护理共十章。本教材每章设计了三个编写模块："学习内容提炼，涵盖重点考点""模拟试题测试，提升应试能力""参考答案"。

图书在版编目 (CIP) 数据

急救护理学习笔记/杨凤琴主编 . —北京：科学出版社，2016.3
（全国卫生职业院校学习笔记系列丛书）
ISBN 978-7-03-047752-1

Ⅰ. 急… Ⅱ. 杨… Ⅲ. 急救 - 护理 - 高等职业教育 - 教学参考资料
Ⅳ. R472.2

中国版本图书馆 CIP 数据核字 (2016) 第 053098 号

责任编辑：张立丽 / 责任校对：张怡君
责任印制：赵　博 / 封面设计：金舵手世纪

科学出版社 出版
北京东黄城根北街 16 号
邮政编码：100717
http://www.sciencep.com

新科印刷有限公司　印刷
科学出版社发行　各地新华书店经销
*
2016 年 4 月第　一　版　　开本：787×1092　1/16
2016 年 4 月第一次印刷　　印张：11 1/2
字数：273 000

定价：31.50 元
（如有印装质量问题，我社负责调换）

前　　言

　　《急救护理技术》是护理专业的一门专业核心课程，是护理专业学生的必修课程。《急救护理学习笔记》是根据护理教育的培养目标和教学计划，在总结多年教学改革实践和教学经验的基础上编写而成的。

　　本书以最新版全国护士执业资格考试大纲为依据，对《急救护理技术》内容进行提炼和概括。全书采用的编写模式："学习内容提炼，涵盖重点考点"，列出护士执业资格考试考点，学习目标明确；提纲挈领，提炼教材精华，突出历年高频考点内容；重点用"★"标识。"模拟试题测试，提升应试能力"，习题编写紧扣教材大纲和全国护士执业资格考试大纲要求，题型有名词解释、填空题、选择题、简答题、案例分析题。选择题有 A1/A2 型题、A3/A4 型题。A1/A2 型题有 5 个备选答案，从中选择 1 个最佳正确答案；A3/A4 型题提供 1 个案例，下设若干道考题，每题有 5 个备选答案，从中选择 1 个最佳正确答案；病例分析题要求根据所提供病例，结合所学知识，进行分析说明。习题均给出参考答案，简答题和论述题仅给出答题要点，以帮助学生进一步掌握相关知识点。通过习题练习，学生可以熟悉考试题型，复习、巩固和强化所学知识，提高案例分析能力。本书为教师教学和学生学习提供便利。

　　本书可以有针对性地帮助考生进行考前和岗前系统复习，特别是选择题涵盖了《全国护士执业资格考试大纲》的重点内容，有效地提高学生全国护士执业资格考试的通过率。

　　本书在编写过程中，查阅了大量书籍文献，参考了许多相关教材和资料，博采众长。同时得到了各位编者的大力支持，在此深表感谢！

　　由于编者能力和水平有限，书中难免存在疏漏甚或错误之处，恳请专家、同仁和读者不吝指正。

编　者
2016 年 2 月

目　　录

第一章

绪 论

 学习目标

1. 掌握急救护理技术和急诊医疗服务体系的概念。
2. 了解急救护理技术的形成和发展。
3. 熟悉急救护理技术的范畴。
4. 熟悉急诊护士应掌握的技术和技能。
5. 熟悉急诊护理人员应具备的素质要求。
6. 了解急诊医疗服务体系的发展史。

【学习内容提炼，涵盖重点考点】

急救护理技术是急救医学的重要组成部分。随着急救医学的建立与发展，急救护理技术也得到相应的发展。急救护理技术也是护理学的重要组成部分。随着现代医学急救医学的发展，急救护理专业的发展日趋完善，在挽救患者生命、提高抢救成功率、促进患者康复、减少伤残率、提高生命质量等方面发挥着越来越重要的作用。

第一节 急救护理技术的基本概念

★（一）急救护理技术的概念

急救护理技术是以现代医学科学、护理学专业理论为基础，研究各类急性病、急性创伤、慢性病急性发作和危重症病人的抢救和护理一门综合性应用学科。

（二）急救护理技术的形成与发展

急救护理技术是急诊医学的重要组成部分。现代急救护理技术的起源，可追溯到 19 世纪南丁格尔的年代。在 19 世纪中叶，由于南丁格尔初步开展了科学的护理工作，才逐步形成和发展为护理专业，因此，南丁格尔被称为现代护理学的鼻祖或者是奠基人。我们学习过南丁格尔的事迹，其中最重要的就是在克里米亚战争中，南丁格尔率领 38 名护士前往前线医院救护，使死亡率从 42% 下降到 2.2%。这充分说明了急救护理工作在抢救危重伤病员中的重要作用。其中，南丁格尔初次建立了将危重病人集中护理的房间，这被认为是今天 ICU 的雏形。

1883 年巴黎设立了马拉急救车"医院"。1952 年夏，丹麦哥本哈根脊髓灰质炎，造成延髓性呼吸麻痹，多死于呼吸衰竭。病人被集中，通过气管切开保持呼吸道畅通并进行肺部人工通气，使死亡率显著下降。治疗效果的改善，使有关医生认识到加强监护和治疗的重要性。1968 年麻省理工学院提议建立"急症医疗系"。1973 年美国总统颁布了急诊医疗体系（EMSS）法案。

1986 年，我国全国人大通过了《中华人民共和国急救医疗法》，并颁布实施。当年中华医学会正式成立了"急救医学专科学会"。1989 年，世界危重病急救医学学会接纳我国为该会会员。目前，全国各大、中城市都建立了急救医疗中心，小城市和县镇也基本建立了急救医疗站（所），全国县以上的综合性医院和部分专科医院都设置了急诊科（室），并建立了 ICU、CCU 等重症监护病房，形成了急救中心－急救站（所）－急诊科（室）相结合的急救医疗网络，全国各大、中、小城市和县级、镇都已经基本开通了"120"急救呼叫电话专线，急救医疗的社会化、专业化、家庭化的格局已经初步形成。现代急救护理技术随着现代医学急救医学的发展，急救护理专业的发展才得以日趋完善。

第二节   急救护理技术的研究范畴

急救护理技术是护理学科的一个分支学科，在任务、功能和职责方面具有独立性、综合性与协作性的特点。其研究范畴主要包括：

★（一）院外救护

指病人自发病或受伤开始到医院就医这一阶段的救护。院外急救的包括：

1. 接到呼救后，争取在最短时间内到达现场。
2. 给予现场伤病员以最有效的救护措施。
3. 在不停止救护的情况下，迅速、安全地将伤病员转到相关医院继续救治。

（二）院内急诊救护

指院内急诊科的医护人员接收各种急诊病人，对其进行抢救治疗和护理，并根据病情变化，对病人做出出院、留院观察、立即手术、收住专科病房或收住重症监护病房（ICU）的决定。

★（三）重症监护治疗

★1. 概念 重症监护病房（ICU）是指应用现代医学理论，利用先进的高科技现代化医疗设备，对危重病人和大手术后的病人集中进行全面连续监护及治疗的诊疗体系，是一种挽救病人生命的特殊场所。

★2. 特点 它有危重病人集中、有丰富救治经验的医护人员集中、现代化监测和治疗仪器集中三大特点。

3. 重症监护治疗 是指受过专门训练的医护人员在备有先进监护设备和急救设备的重症监护病房，对呼吸心搏骤停、休克、昏迷，严重水、电解质紊乱和酸碱失衡，各系统的危重症、急性多发性创伤和单、多器官功能衰竭等严重疾病进行全面监护及治疗。

（四）灾难救护

是研究灾难发生时，如何迅速有效地救治众多伤病员的学科，涉及所有临床医学及预防医学。

（五）急救护理人才的培训和科学研究工作

为快速发展急救护理学事业，需要培养一批又一批置身于急诊急救岗位，并且有高度协助和敬业精神的专业化队伍。为了适应急救医学的发展和社会需要，必须加强急救护理学研究及信息交流工作，使急救护理学、科研与实践紧密结合，以促进人才培养，提高学术水平。

第三节   急诊医疗服务体

★（一）急诊医疗服务体系概念

把院前救护、院内急诊科诊治和重症监护治疗三部分有机联系起来，以更加有效地抢救危重伤病员为目的的一个完整网络系统，叫作急诊医疗服务体系（emergency medical service system，EMSS）。院前救护负责现场急救和途中监护，院内急诊科诊治和重症监护治疗负责院内救护。一个完整的EMSS应包括完善的通信指挥系统、现场救护、有监测和急救装置的运输工具及高水平的医院急诊服务和强化治疗。该系统的建立在抢救病人的生命中发挥着极其重要的作用。急诊医疗服务体系既适用于平时的急诊医疗工作，又适用于战争或突发事故的急救。

（二）国外急救医疗服务体系（EMSS）发展简史

1. 法国   最早组建 EMSS，法国于 1936 年就建立了急救医疗系统（service Daide medicale urgent，SAMU），是一种以医师为主的全国性服务，并且利用派出专科医师进行现场急救服务。★全国开设免费急救热线"15"，由 SAMU 中心接听，并统一指挥、组织各个 SAMU 或私人急诊值班医生和私人救护站实施院前救护。而且 SAMU 与消防部门的第一目击者和全科医师密切配合，必要时派出一个有全套设备和配备包括急诊专科医师或麻醉师和一名护士在内的医疗组的可移动加强监护病房，到危及生命的急诊或严重创伤病人处。可移动重症监护病房内设备齐全，相当于医院的一个小型 ICU。目前，法国的急救医疗网络已遍布全国，共有 105 个 SAMU 中心和 350 个移动急救服务单位，有 31 个卫生直升机基地，覆盖 90% 以上的国土，直升机覆盖半径为（21±14）km，医务人员保证在（12±7）分钟内抵达救护现场，开展医疗救护工作。

2. 美国   急诊医学发展最快的国家之一，1973 年美国国会通过了《急救医疗服务体系 EMSS 法案》，1976 年完成了立法程序，形成了全国急救医疗网，之后，又相继建立了院前急救、现场和途中救护以及重症 ICU、CCU 监护体系。20 世纪 70 年代美国就开始了空中救护，目前用于空中救护的有直升机，远距离运送时应用固定翼飞机。空中救护人员经过专门的培训并 24 小时值班，求救者可从事故现场直接拨打免费电话提出请求，★急救电话为"911"，或由急救信息中心决定是否采用空中救护，在 20 ～ 40 分钟内组队出发，一般 2 小时内可将伤员运送到医院。急诊医师都要经过 3 ～ 4 年正规急诊专业培训获得资格证书才能上岗。美国对普及急救知识教育极为重视，规定警察、司机、消防队员、大中学校师生都必须接受心肺复苏和现场抢救、自救的培训、要求 1/3 以上的人民群众学会院前急救。

3. 德国 急诊工作开展最有成效的国家之一。德国的急救医疗服务实行保险制，医疗费用由政府、企业主和职工 3 方分担。大部分病人运送工作由红十字会完成，急救中心归属红十字会组织和管理，是一个设备先进的指挥系统，★全国使用"110"急救电话号码呼叫。运输工具有救护车和直升机。无论陆地救护还是海上及空中救护，德国的救援工作都是高效率的，目前德国有海上救护站，有直升救护机基地，执行 50 ～ 70km 半径的急救任务，几乎覆盖了近 95% 的领空，医务人员于 5 ～ 20 分钟可抵达灾害或事故现场，20 ～ 45 分钟将伤病员送到医院。

（三）我国的急救医疗体系发展

1. 建立救护站（20 世纪 50 年代） 我国急救医疗服务体系的起源是抗日战争和解放战争时对伤员的战地初级救护和快速转运。20 世纪 50 年代，我国部分大、中城市成立了院前急救的专业机构，即"救护站"。其功能只是简单的初级救护和单纯转运病人。

2. 成立急诊科和 ICU 20 世纪 80 年代后，我国的急救医疗服务进入了快速发展阶段，1980 年 10 月颁发了《关于加强城市急救工作的意见》。★1986 年我国使用"120"医疗急救电话。1995 年 4 月卫生部发布了《灾难事故医疗救援工作管理办法》；2002 年 9 月颁布了《医疗事故处理条例》，这些条例的制定，有力促进了我国急救医疗服务体系的发展。

3. 确定急诊科是医院急症诊疗的首诊场所 为了提高急诊医疗的水平，促进急诊医学的发展，保证医疗质量和医疗安全，加强医疗急诊科的规范化建设和管理，卫生部于 2009 年 5 月 25 日正式颁布了《急诊科建设和管理指南（试行）》，成为当前医院急诊科建设及发展的重要指导性文件。它强调了急诊科是医院急症诊疗的首诊场所，急诊护士应具备 3 年以上临床工作经验，经规范化培训合格，掌握急救护理技能。

（四）急诊医疗服务体系主要参与人员

*1. 第一目击者　即参与实施初步急救，并能正确地进行呼救的人员，包括自救互救者。

2. 急救医护人员　目前，我国从事院前急救的人员主要是急诊医师、助理医师、护士、驾驶员、担架员 5 类人员的不同组合。救护车内一般配备 1 名医生、1 名护士和 1 名驾驶员，或只配医生和驾驶员各 1 名。救护车上应配备 1 ～ 2 名合格的急救人员，参加随救护车在现场和运送途中的救护工作。重大事故灾害现场需要更多的急救人员。

3. 医院急诊科的医护人员　病人或伤者到医院，由急诊科医务人员进行正确性治疗。

（五）急诊医疗服务体系的管理

建立完善的通讯网络系统；加强急救专业人员的培训，提高急救人员的应急能力；普及社会急救；完善卫生法律法规；改善城市急救站的条件，配备具有监测和急救装置的运输工具。

（六）急诊科的业务管理特点

1. 提高急诊科医务人员的急救意识和整体素质。
2. 建立健全急诊科的各项规章制度。
3. 推行急诊工作标准化管理。

第四节　急救护理人员的素质要求

*（一）急诊护士应掌握的技术和技能

在《急诊科建设和管理指南（试行）》中，明确指出了"急诊护士应掌握的技术和技能"包括以下八个方面。

1. 急诊护理工作内涵及流程，急诊分诊。

2. 急诊科内的医院感染预防与控制原则。

3. 常见危重症的急救护理。

4. 创伤患者的急救护理。

5. 急诊危重症患者的监测技术及急救护理操作技术。

6. 急诊各种抢救设备、物品及药品的应用和管理。

7. 急诊患者心理护理特点及沟通技巧。

8. 突发事件和群众的急诊急救配合、协调和管理。

（二）急救护理人员的素质要求

危重症患者具有起病急、病情危重、变化快和病因复杂等特点，要求护理人员在最短时间内用最精炼的方法对接诊的患者作出初步判断，并进行紧急救护。要成为一位合格的急危重症护理人才，应具备良好的素质和工作能力。

1. 培养良好的职业道德 急诊护士要自觉运用护理伦理学来归范自己的言行和实践，树立"时间就是生命"的观点，抢救患者生命。对自己的工作要有高度的责任心，必要时还要有献身的精神。

2. 培养应急和急救技能 急诊护士要思维敏捷、有迅速应变的能力，积极并正确地处理各种突发事件。

3. 掌握扎实的理论知识 急诊科工作范围跨度大，涉及内、外、妇、儿等多学科的患者，还涉及伦理学、心理学等学科的知识。这就要求急诊护士不仅要有扎实的基础理论知识，还要融会贯通，以提高分析问题、解决问题的能力。

4. 熟练掌握各种急救技能 熟练掌握急救程序、心肺复苏术、心电监护、呼吸机的使用、除颤仪和气管插管等操作。

5. 具有良好的管理能力 急诊护士要保证抢救仪器处于良好备用状态，并能及时与外界联系，还要能正确使用各种仪器，保证用药准确、及时。

6. 具有良好的沟通能力 急诊护士要具有良好的沟通能力，包括护患沟通、医护沟通和对外界的沟通能力，有条不紊地开展各项抢救工作，提高抢救成功率。

7. 具备健康的体魄和良好的心理素质　急诊护士要拥有健康的体魄，才能应对激烈紧张、工作负荷大的突发事件。急诊护士要具备稳定的心理素质，遇事不慌、沉着冷静、迅速准确地配合抢救工作。完成急救任务。

【模拟试题测试，提升应试能力】

一、名词解释

1. 急救护理技术

2. EMSS

二、填空题

1. 急救护理技术是_____的重要组成部分。现代急救护理的起源，可追溯到_____世纪南丁格尔的时代。

2. 院外急救是_____的救护。院外急救的含义：①_____；②_____；③_____。

三、选择题

（A1 型题）

1. 能使伤病人在最短时间获得救治的保证是（　　　）

A. 有装备良好的救护车　　　　B. 有无线电通讯

C. 高素质医护人员　　　　　　D. 急救医疗服务体系的有效运行

E. 国家的经济水平

2.《中华人民共和国急救医疗法》颁发时间是哪一年（　　　）

A. 1986 年　　　　　　　　　B. 1987 年

C. 1976 年　　　　　　　　　D. 1980 年

E. 1966 年

3. 以下哪项不是院外急救的措施（　　　）

A. 心肺复苏　　　　　　　　　B. 气管插管

C. 骨折复位　　　　　　　　　D. 止痛

E. 搬运

4. 我国统一的急诊呼救电话是（　　　）

A. 110　　　　　　　　　　　B. 119

C. 199　　　　　　　　　　　D. 120　　　　　　E. 122

5. 卫生部于 2009 年 5 月 25 日正式颁布了《急诊科建设和管理指南（试行）》中，应具备几年以上临床工作经验才能成为急诊护士（　　）

A. 1 年　　　　　　　　　　B. 2 年

C. 3 年　　　　　　　　　　D. 4 年

E. 5 年

6. 1856 年，南丁格尔在克里米亚战争中，率数名护士前往战地救护，使死亡率下降到（　　）

A. 2.2%　　　　　　　　　　B. 5%

C. 8%　　　　　　　　　　　D. 10%

E.12%

四、简答题

1. 简述急救护理技术的范畴。

2. 简述急诊科的业务管理特点。

3. 急诊医疗服务体系的主要参与人员有哪些？

4. 急诊护士应掌握的技术和技能有哪几方面？

5. 简述急救护理人员的要求。

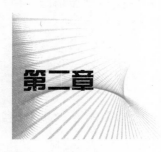

第二章

院外急救及护理

 学习目标

1. 掌握院外急救、院外急救"生命链"的概念。
2. 掌握院外急救特点和急救原则，急救半径与反应时间要求。
3. 熟悉院外急救的任务。
4. 了解院外急救的组织体系。
5. 掌握院外急救的现场评估、现场救护。
6. 掌握院外急救的运转和途中监护。
7. 掌握院外急救护士口头医嘱必须执行★"三清一复核"的用药原则。

【学习内容提炼，涵盖重点考点】

第一节　院外急救的概述

★（一）院外急救的概念

院外急救也称院前急救，是指为急、危、重症伤病员进入医院以前实施的现场救治和途中监护的医疗救护。广义的院外急救是指伤（病）员在发病或受伤时，由医护人员或目击者对其进行必要的急救，以维持基本生命体征、减轻痛苦的医疗活动和行为的总称，即患者尚未到达医院前的救治。狭义的院外急救则专指由通讯、运输和医疗基本要素所构成的专业急救机构，即在病人到达医院之前实施的现场救治和途中监护的医疗活动。★广义和狭义概念的主要区别在于是否有公众参与。

（二）院外急救的特点

1.社会性强、随机性强　现场救援涉及社会各方面，患者呼救无时间限制、重大事故、灾害事件的发生往往也无法预料。

2.时间紧急　院前救护病情急、时间紧，现场救护刻不容缓。

3.流动性大　病人流动性大，抢救环境变化大。

4.急救环境条件差　病史不详、非医疗环境、检查治疗和运输受限。

5.病种多样复杂　呼救时可能涉及多科病种，病情变化也各异。

6.以对症治疗为主　院前救护时间紧迫和医疗条件差，只能以对症治疗为主。

7.对急救人员要求高　急救人员不但要有良好的专业素质，还要有良好的身体素质。

（三）院外急救的任务

1.承担平时对院外呼救患者的院外急救。

2.承担大型灾难或战争时院外救护。

3.承担特殊任务时的救护值班。

4.承担通讯网络的枢纽作用。

5.承担急救知识的宣传普及和教育。

★（四）院外急救的原则

院外急救必须遵守以下的原则

1.先救治后运送　指对急危重症患者，先进行现场初步的紧急处理。然后在监护的条件下转运至医院。

2.先复苏后固定　指遇到心脏、呼吸骤停又骨折者，先行心肺复苏成功后，再进行骨折的固定。

3.急救与呼救并重　急救和呼救同时进行，特别是有成批伤员或心脏骤停者的救治。

4.先止血后包扎　指遇有大出血又有创口者，首先立即止血，再清理创口进行包扎。

5.先重伤后轻伤　指遇有成批伤员时,应优先抢救危重者,后抢救轻伤者。

6.搬运与医护的一致性　在搬运伤病员时要及时、恰当。搬运者与医护人员要密切配合。运送途中也不停止抢救。

(五)我国院外急救的组织形式

我国目前各地的急救模式不同,但具有代表性的有5种模式。

1.北京模式(独立型)　建立具有现代化救治水平、专业配套的急救中心,实行院前、院内一体化模式。北京市建立急救中心包括本身是医疗中心,下设急救站,派120救护车将病人送到医院或接回急救中心。

2.上海模式(单纯型)　由市医疗救护中心负责、统一指挥,根据所在地区医院的急救半径,派救护车送往较近的医院进行抢救。目前我国大部分城市采用的模式。

3.广州模式(指挥型)　建立全市统一的急救医疗通讯指挥中心。由急救指挥中心根据医院所在位置直接派救护车进行现场急救。

4.重庆模式(依附型)　依附于一所综合性医院的急救中心。急救中心与医院合二为一,直接承担院前急救任务;与消防队结合的模式。

5.香港模式(附属消防型)　由消防、司警统一的通信网络,报警电话"999"。按就近原则,急救站派急救人员及车辆,把患者送到指定的医院。

(六)院外急救服务系统设置与管理

1.数量　30万以上人口区域应设院前急救中心(120)。

2.地点　区域中心、便于车辆出入、急救条件良好。

3.建筑　相对独立。

4.基本配置　医疗、通讯、生活。

4.区域人口与救护车辆配置　一辆救护车/5~10万人。

5.救护车与救护人员配置　1(医生):5(护士):5(驾驶员)/车。

6.急救半径与反应时间要求

(1)急救半径是指急救中心(站)所执行院外急救服务区域的半径,它代表院外急救服务范围的最长直线辐射距离。缩小急救半径是急救中心(站)能快速到达现场的重要条件之一,★城区急救半径应≤5km(3~5km)。

（2）反应时间是急救中心（站）调度室接到呼救电话至急救车到达现场所需的时间。

（3）平均反应时间是指区域内每次反应时间的平均值。

（4）反应时间的长短是判断院外急救服务功能重要的综合指标之一，一般要求接到救护指令，*救护车3分钟内开出，在市区*10km以内，救护车到达现场时间为*10～15分钟，郊区要求30分钟以内到达。

（七）有效的院外急救组织必须具备的标准

1. 用最短的反映时间快速到达患者身边，根据具体病情转送到合适的医院。

2. 给病人最大可能的院外医疗救护。

3. 平时能满足该地区院外急救需求，灾难事件发生时应急能力强。

4. 合理配备和有效使用急救资源，获取最佳的社会效益和经济效益。

第二节　院外急救的护理

（一）现场评估

1. 环境评估
急救现场是否安全。

*2. 病情评估
院前护理评估是提高院外急救成功率的重要环节，急救护理人员应具备娴熟的护理评估技能并按顺序进行病情评估。

（1）测量生命体征（包括血压、脉搏、呼吸、体温）及意识状态判断、瞳孔大小及对光反射检查。

（2）观察病人的一般状况，如表面的皮肤损伤、语言表达能力、四肢活动情况，病人对伤情或症状的耐受程度。

（3）全面体检，从头、颈、心、肺、腹、背、脊柱、四肢等进行检查。

1）头部：包括口、鼻、耳、眼、头面部有无出血，脑脊液漏，挫伤，防止颅高压。

2）颈部：有无压痛、畸形、肿胀、气管移位，必要时予以颈托固定、制动。

3）胸部：呼吸运动是否对称，有无压痛、畸形、肿胀、血气胸表现，可予以加压包扎固定、胸膜腔穿刺或闭式引流减压。

4）腹部：有无压痛、反跳痛、肌紧张、移动性浊音，肠鸣是否消失，判断有无出血、穿孔。

5）骨盆：有无压痛，要注意骨盆骨折可伴有多量的失血，单处骨折可失血 500ml 以上。

6）四肢：有无畸形肿胀、骨擦感，否则予夹板固定。

（二）呼救护理措施

1. 紧急呼救　经过现场快速评估和病情判断后，立即对患者进行现场救护，同时向专业机构求救。

（1）救护启动

1）*即早期呼救，启动急诊医疗服务系统。这是被国际上列为抢救危重患者的"生命链"中的第一步。"生命链"它是由四个相互联系的环节组成，即早期通路（呼救）、早期心肺复苏、早期除颤、早期高级生命支持，环环相扣，才能保证行之有效。

2）*"生命链"的定义为第一目击者、急救调度、急救服务人员、急救医生和护士作为团队，共同为抢救生命进行的有序工作。该项工作实施越早，危重患者获救的成功率越高。

（2）电话呼救：快速评估发病原因和评估病情，并紧急呼救。

1）呼救人拨打 120 或附近医疗单位电话。

2）呼救者电话号码与姓名，患者姓名、性别、年龄和联系电话，如果是儿童，说明家长姓名、电话。

3）患者确切地址，尽可能指出周围明显标记和最佳路径等。

4）患者最危急情况，如昏迷、大出血、呼吸困难。

5）灾害事故、突发事件，要说明伤害性质、严重程度、发生的原因、受伤的人数等。

6）使用呼救电话必须语言精炼，清楚地说明目前的情况。

*2. 检伤、分类与分流

在检伤中采用边检伤、边分类、边抢救，同时并举的原则。现场伤员伤情分类卡标记；

（1）第Ⅰ急救区——红色标记：病情严重，危及生命者。现场急救后转运。

（2）第Ⅱ急救区——黄色标记：中重伤，无危及生命者。对症处理后转运。

（3）第Ⅲ急救区——绿色标记：轻伤，可行走者到医院就诊。

（4）第Ⅳ急救区——黑色标记：死亡病员。善后处理。

★3. 现场急救区的划分

（1）收容区——伤病员集中区。

（2）急救区——接受红色和黄色标记的危重患者，并做进一步抢救。

（3）后送区——接受能行走或较轻的病员。

（4）太平区——停放已死亡者。

★4. 现场救护要点

★（1）协助病人取平卧位

1）对意识丧失者：头应偏向一侧，保持呼吸道通畅，防止误吸或窒息的发生。

2）对心搏骤停者：行心肺复苏需置于硬板床后抢救。

3）对于一般患者根据病情取体位，如屈膝侧卧位、半卧位、平卧位等。

4）同时为患者注意保暖。

（2）维持呼吸系统功能

1）对抢救者要快速清理异物，保持呼吸道通畅。

2）对呼吸停止者应建立人工气道，进行人工呼吸。

★3）对张力性气胸应立即排气减压，对开放性气胸应立即封闭伤口再行胸腔闭式引流。

★4）对多根多处肋骨骨折及时用棉垫或胸带临时固定以控制反常呼吸运动。

（3）维持循环系统功能

1）建立有效的静脉通路，低血容量者快速扩容。

2）对心脏骤停者配合医师立即行胸外心脏按压，以促进自主循环的恢复。室颤者尽早行心电除颤。同时心电监护病情，配合药物治疗。

（4）维持中枢神经系统功能 对急性脑血管的处理，对急性脑水肿的患者进行降低颅内压的治疗。

（5）迅速建立静脉通道 对急危重症患者迅速建立静脉通路。在院前急救用药时，护士执行口头医嘱必须执行★"三清一复核"的用药原则，"三清"即：听清、问清、看清；"一复核"即：药物的名称、剂量、浓度，复述两遍，与医师无误后方可执行。

（6）对各种创伤可采用针对性的止血、包扎和固定等措施。

（7）学会松解或去除病人衣服的护理技巧，为抢救和治疗患者提供方便，缩短院外抢救时间。

（8）对症救护措施：止血、止痉、止痛、止喘、止吐等对症处理。

（9）心理护理：做好患者的心理护理，更有利于抢救和治疗。

5.转运和途中监护

★（1）正确搬运：如担架搬运，应患者头部在后，脚在前；疑有颈椎或脊椎骨折患者在搬运时，尽可能用颈托固定颈部，搬运时应固定头部，避免摇摆，保持脊椎的轴线稳定，也可将病人固定在硬板担架上搬运。

（2）安全转运：对于转送途中出现生命危险的伤员，如大出血未止住，骨折固定不确定，休克未能纠正，生命体征尚不稳定者，应停车就地抢救。

（3）途中监护：监护患者意识、瞳孔、体温、脉搏、呼吸、血压等情况；监测各种抢救仪器和用药的情况。

（4）记录：做好抢救、观察、监护等有关文件的记录，并做好交接工作。

【模拟试题测试，提升应试能力】

一、名词解释

1.院外急救的"生命链

2.院前急救

3.急救半径

4.反应时间

二、填空题

1.院外急救的任务包括：_____、_____、_____、_____、_____5个方面。

2. 院前护理体检是提高院外急救成功率的重要环节，急救护理人员应具备娴熟的护理体检技能并按顺序进行体检，首先是测量生命体征（包括_____、_____、_____、_____） 及_____、_____及_____的检查。

3.院外急救的"生命链"：它是由_____、_____、_____、_____四个相互联系的环节组成。

三、选择题

（A1 型题）

1. 急救医疗服务体系中第一个重要环节是（　　　）

A. 院外急救　　　　　B. 心肺脑复苏　　　　C. 止血

D. 救护车送医院　　　E. 途中监护

2. 病人在发病或受伤时，最好由谁来进行最初的救护（　　　）

A. 第一目击者　　　　　B. 医疗单位赶赴现场

C. 交通警察　　　　　　D. 家属

E. 红十字卫生员赶赴现场

3. 一般要求，市区的平均反应时间为（　　　）

A. 8 分钟　　　　　　　B. 10 ～ 15 分钟

C. 20 分钟　　　　　　 D. 25 分钟

E. 3 ～ 5 分钟

4. 反映急救速度的主要客观指标是（　　　）

A. 急救中心的面积　　　B. 服务区域

C. 平均反应时间　　　　D. 基本设施

E. 基本设备

5. 大批伤员中，对于大出血的病人应用何种颜色进行标记（　　　）

A. 黄色　　　　　　　　B. 绿色

C. 棕色　　　　　　　　D. 红色

E. 黑色

6. 现场急救区的划分，后送区主要接受的是（　　　）

A. 所有伤病员　　　　　　B. 有红色、黄色标志的危重患者

C. 能行走、病情较轻的患者　D. 死亡患者

E. 需就地抢救的患者

7. 疑有颈椎或脊椎骨折患者在搬运时，下列哪项错误（　　　）

A. 尽可能用颈托固定颈部　　B. 搬运时应固定头部，避免摇摆

C. 可用海绵垫抬动　　　　　D. 保持脊椎的轴线稳定

E. 将病人固定在硬板担架上搬运

8. 急救单元的城区服务半径为（　　　）

A. 3 ～ 5km　　　　　　　　B. 5 ～ 8km

C. 8 ～ 10km   D. 10 ～ 15km

E. 15 ～ 20km

9. 担架搬运时（   ）

A. 伤员头部在前、足部在后   B. 伤员头部在后、足部在前

C. 伤员俯卧、足部在前   D. 伤员仰卧、足部在前

E. 伤员头部在左、足部在右

10. 搬运昏迷伤员时应取的体位是（   ）

A. 仰卧位，下肢屈曲   B. 侧卧位，下肢屈曲

C. 去枕仰卧位，头偏向一侧   D. 仰卧中凹位

E. 半坐卧位

11. 院外急救是指（   ）

A. 急、危、重症患者的现场救护

B. 专业救护人员到来之前的抢救

C. 急、危、重症伤病员进入医院前的医疗救护

D. 途中救护

E. 现场自救、互救

12. 关于伤员的转送，下列哪项错误（   ）

A. 对昏迷患者，应将头偏向一侧

B. 生命体征尚不稳定的患者应暂缓汽车长途转送

C. 途中严密观察病情

D. 遇有导管脱出应立即插入

E. 途中不能中断抢救

13. 处理多发伤活动性出血，最有效的紧急止血法是（   ）

A. 包扎   B. 止血药

C. 加压包扎   D. 输液

E. 指压式止血法

（A2 型题）

14. 患者，男性，68 岁，和家人争吵后突然意识丧失，摔倒在地，家人随即拨了"120"呼救电话，家人诉该患者患有心脏病。作为急救人员，到达现场后通过下列哪项指标最能判定病人心搏骤停（   ）

A. 患者面色苍白   B. 血压测不到

C. 大动脉搏动消失　　　　　　　D. 瞳孔散大

E. 呼吸停止

15. 患者，男性，28 岁，因车祸致全身多发伤骨折，其周围软组织、血管、神经可能有不同程度的损伤，或有体内器官的损伤，应先处理危及生命的伤情，如（　　　）

A. 呕吐　　　　　　　　　　　　B. 发热

C. 疼痛　　　　　　　　　　　　D. 休克

E. 眩晕

（A3/A4 型题）

（16 ～ 19 题共用题干）

患儿，男性，8 岁，在马路上被汽车撞倒。你是现场目击者之一。

16. 你首先应该

A. 立即大声呼叫

B. 立即拨打急救电话"120"

C. 立即拨打交通事故报警电话"122"

D. 立即开始胸外按压

E. 立即检查他有无反应

17. 检查其有无反应的方法是

A. 用力摇晃他，并大声询问

B. 拍打他的肩部，并大声询问

C. 拍打他的足部，并大声呼唤

D. 用力掐他的人中，并大声呼唤

E. 轻轻拍打他的脸部，并大声呼唤

18. 你发现患儿头部有鲜血，应该如何打开气道

A. 仰头举颌法　　　　　　　　　B. 托下颌法

C. 仰头抬颈法　　　　　　　　　D. 头偏向一侧

E. 不要移动他，因为他可能有颈椎骨折

19. 你对其进行成人心肺复苏时，正确的按压和通气比例是

A. 30 次按压然后 2 次通气

B. 15 次按压然后 2 次通气

C. 5 次按压然后 1 次通气

D. 15 次按压然后 1 次通气

E. 30 次按压然后 1 次通气

四、简答题

1. 院外急救的特点有哪些？

2. 怎样划分现场急救区？

3. 简述院外护理体检的顺序。

4. 简述院外现场救护的要点。

5. 院外现场救护的原则是什么？

6. 简述院外现场救护，护士执行口头医嘱必须执行*"三清一复核"的用药原则。

五、病例分析

病例一

患者，男性，66 岁，高血压病史 22 年。平日血压在 16～80mmHg/100～110mmHg，一直坚持服降压药，近 2 年偶有夜间阵发性呼吸困难，坐起即缓解。3 小时前与人激烈争吵后突然发生严重气短、心悸、坐起仍憋闷、出汗，频繁咳嗽，咳粉红色泡沫痰，急送医院。查体：神清，口唇青紫，血压 180/110mmHg，呼吸 26 次/分钟，心脏向左下扩大，心率 130 次/分钟，律齐，心尖部第一心音低钝，肺动脉瓣区第二心音亢进，两肺满布湿啰音，以肺底为主，余（－）。心电图示窦性心动过速，左室肥厚。

1. 考虑该患者出现了何种紧急情况？

2. 目前的救治原则是什么？

3. 作为急诊护士，你应如何对该患者进行护理？

病例二

患者，男性，40 岁，被卡车撞伤后 2 小时送到急诊室。查体发现：体温 37℃，呼吸 28 次/分，脉搏 110 次/分，血压 80/50mmHg。神志淡漠，但对答切题。四肢冷。头皮下软组织肿胀、淤血。颈软，气管右移。左侧第 5～7 前肋内凹畸形伴有压痛。左下肺叩诊呈浊音，听诊左下肺呼吸音减低。心脏除了心率快以外未见明显异常。腹部有压痛，腹穿抽到 10ml 不凝血。四肢活动尚可。请分析：

1. 患者可能出现哪些主要护理问题？

2. 如何对患者进行现场急救？

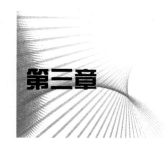

第三章

医院急诊科管理

 学习目标

1. 掌握急诊科的任务，护理工作特点和急诊科护理工作流程。
2. 熟悉急诊科设置和急诊科设备的管理。
3. 了解急诊科人员的管理。
4. 熟悉急救护理中护士的法律责任。
5. 掌握急诊科的仪器管理。
6. 掌握急诊病人及家属的心理特点。

【学习内容提炼，涵盖重点考点】

第一节　急诊科的任务与设置

（一）急诊科的概述

*急诊科是医院中急危重症病人最集中、病种最多最复杂的科室，是实施院内急救的最主要场所。是医院内跨学科的一级临床科室，是所有急诊病人入院救治的必经之地。急诊科除了承担接收急诊病人的任务，即对危及生命的病人组织抢救，对无生命危险的急性病人进行及时有效处理外，还承担院前急救、意外灾害性事故的抢救工作。急诊科工作水平高低，直接体现了

所在医院的管理水平和医疗护理质量。

急诊科在医院内布局合理、设备齐全、收治病人病情最复杂的一个相对独立小区，具备对内和对外通讯设施，有固定人员编制，医疗、教学和科研全面发展的高度综合性科室。

（二）急诊科护理工作的任务

★急诊科承担着：急诊、急救、灾害、事故救护培训和科研五大任务。

急诊科病人多为遭受意外伤害或突然发病者，急诊科护理工作具有突发性、护理对象人员集中、疾病谱广和多学科性的特点，使急诊科护士承担着繁重的救护任务。

1.急诊　急诊科要 24 小时随时应诊，急诊护士负责接收，预诊分诊，参与治理和护理患者。

2.急救　急诊护士参与各种抢救措施，必要时参与急诊手术，挽救生命。

3.灾害、事故救护　在障急诊工作正常运转的前提下，应做好充分的人力、物力准备，以便随时有能力承担意外灾害事故的抢救工作。

4.培训　建立健全各类急诊护理人员的岗位职责，安排护生实习带教，使急诊护理后继有人；急诊护士进行技术培训和理论指导，提高急救护理人员的业务水平。

5.科研　急救护理人员重视急危重病员病情发生、发展过程中第一手资料的评估。

（三）急诊科的布局

★1.急诊科的布局应以"急诊"为特点，方便病人就诊为原则。急诊科合理的布局有利于病人顺利就诊以及最大限度地节省诊前时间。医院急诊科接诊的多是突发性的急、危、重病人，一切医疗护理过程均以"急"为中心，所以急诊科布局要从应急出发。

★2.急诊科的标志醒目急诊科指路标志必须鲜明、醒目、突出，便于病人寻找识别。白天应有指路标志，夜间应有指路灯标明急诊科位置。

3.急诊科的位置一般位于医院的前方或一侧，有单独的出入口，门前应有宽敞的停车场和电话通讯设备，入口处应备有平车、轮椅等方便病人使用。

4. 急诊科的门应足够大，门内大厅宽敞，以利担架、车辆的进出及较多的病人和家属候诊时短暂停留。

5. 具有专用的宽敞通道和出入口，以快捷、简单、安全为原则。室内采光明亮，有利于预防和控制医院感染。

6. 分诊室设在大厅明显位置，走道须足够宽，一般以两边有候诊人员的情况下担架能顺利通过为宜。室内要求光线明亮，空气流通，要有对讲装置及电话保障。

对急诊病人应实行分科式急诊，对急救病人实行集中式抢救、监护、留观。故此，应设置以下部门，且每一部门都有相应的制度和规范。

（四）急诊科的设置

1. 急诊科的基础设置

（1）预检分诊室

1）预检分诊室或分诊台是急诊病人就诊第一站，故应设在急诊科入口处的明显位置。

2）分诊员一般都由有经验的护士担任，具体负责分诊和挂号工作。

3）分诊室要快速疏导病人进入各专科诊断室或抢救室，合理调配医护人员，使病人得到迅速诊断和治疗。

4）分诊室应备有诊察台和常用的医疗器械，如血压计、听诊器、手电筒、体温表、压舌板、诊察床、候诊椅、常规化验用品。各种书写表格，如各科诊号票、常规化验单、病人就诊单或病人登记本。通讯设备，如电话机、对讲机，*有条件的医院在急诊科门厅入口明显位置可装闭路电视监控装置。

（2）急诊抢救室：急危重症病人经分诊后立即进入抢救室，故抢救室应设在靠近急诊科的入口处，由专职人员负责抢救。抢救室要有足够的空间。综合医院一般至少 $150 \sim 200m^2$，每张抢救床占地 $30m^2$，设 $5 \sim 8$ 张床。门要高大，以便搬运病人。抢救室内要备有各种急救药品和抢救设备，抢救床是多功能的，可以升降，屋顶设环形输液架，床头设中心供氧装置及中心吸引装置。有条件的医院应设备专科小型抢救室或内、外科系统抢救室、监护室、手术室。这样有利于抢救工作在互不干扰的情况下有条不紊地进行。

（3）各专科诊断室：设内科、外科、神经科、妇产科、眼科、耳鼻喉科、皮肤科、儿科等专科诊室。室内除备有必要的诊察用具和设备外，还需按各科特点备有急诊所需的器械与抢救物品，并做到定期清洁消毒，定期检查其功能是否适用。诊疗区内每一诊室应是单独的房间，有洗手设施（应配备非手触式开关的流动水洗手设施或速干手消毒剂）、X线读片灯、墙壁氧源、负压气源、急救设备、诊察床并挂帘保护病人隐私等。儿科急诊室要与成人急诊室分开设置，有单独的出入口，避免感染。

（4）急诊治疗室：根据各医院的不同条件，治疗室包括输液准备室、急诊输液室、注射室、处置室。位置应在各科诊室的中心部位，治疗室内应有相应设备和器材。配有空气消毒和照明设备以及脚踏式洗手池。

（5）清创缝合室：清创缝合室的位置应紧靠外科诊断室，设有诊察床、清创台、清创缝合所用的各种设备，如清创缝合包、敷料、落地灯及其他照明设备、洗手池、消毒设施。

（6）急诊监护室：室内设监护床，床边应备有监护仪、呼吸机、心电图机、供氧装置、负压吸引装置、轨道式输液架、输液泵及微泵等设施。由专职医护人员对重危病人进行监护，如体温、呼吸和循环功能监护，肝、肾功能监护及脑压监护等，发现异常及时处理和抢救。

（7）急诊观察室：留观的对象为暂时不能确诊、病情有危险性的病人，或抢救处置后需住院治疗的病人。*留观病人一般留观24小时，原则上3～5天内离院、转院或住院。

（8）急诊隔离室：隔离室应设在分诊室附近，一旦发现有传染病可疑者，应立即隔离，并通知专科医生会诊，确诊后转送专科病房或医院，注意消毒隔离并做好疫情报告。

2.急诊科的辅助科室实施与布局　如药房、化验室、放射科、挂号室、收费室等也应在急诊区域内。

*3.急救绿色通道

（1）急救绿色通道概念：*即急救绿色生命安全通道，是指对急、危、重症患者一律实行优先抢救、优先检查和优先住院的原则，医疗相关手续按情补办。在我国目前医疗人力资源相对不足的情况下，建立急救绿色通道更能及时有效地抢救病人。

（2）进入急救绿色通道的病人范围：原则上所有生命体征不稳定和预见可能危及生命的各类急危重病人均应纳入急救绿色通道，但具体的标准各医院可能有所不同，这和不同医院的医疗人力资源、医疗配置、医疗水平、急救制度、病人结构等多种因素有关。

（3）急救绿色通道的硬件要求

1）方便有效的通讯设备：根据地区不同情况，选用对讲机、有线或移动电话、可视电话等通讯设备，设立急救绿色通道专线，不间断地接收院内、外急救信息。

2）急救绿色通道流程图：在急救大厅设立简明的急救绿色通道流程图，方便病人及家属快速进入急救绿色通道的各个环节。

★3）急救绿色通道的醒目标志：急救绿色通道的各个环节，包括预检台、抢救通道、抢救室、急诊手术室、急诊药房、急诊化验室、急诊影像中心、急诊留观室和急诊输液室等均有醒目的标志，可采用绿色或红色的标牌和箭头。

4）急救绿色通道的医疗设备：各地相差较大，一般应备有可移动的推车或床、输液泵、常规心电图机、多导联（心电、血压、经皮血氧饱和度）监护仪、吸引设备、气管插管设备、除颤起搏设备、简易呼吸囊、面罩、机械通气机等。

（4）急救绿色通道的人员要求

1）急救绿色通道的各个环节24小时均有值班人员随时准备投入抢救，并配备3～4护士协助工作。★院内急诊医生5分钟内到位，院内急诊会诊5～10分钟到位。

2）急救绿色通道的各个环节均应能熟练胜任各自工作，临床人员必须有两年以上急诊工作经验。

3）急救绿色通道的各个环节人员应定期进行座谈协商，探讨出现的新问题及解决办法，不断完善急救绿色通道的衔接工作。

（5）设立急救绿色通道抢救小组，由医院业务院长领导，包括急诊科主任、护士长和各相关科室领导。

4. 急救绿色通道的相应制度

（1）急救绿色通道的首诊负责制　★第一个接待急诊患者的科室和医生为首诊科室和首诊医生，应对患者负责到底。首诊医务人员根据病情决定启动急救绿色通道，通知相关部门，并及时报告相关领导。做好各个环节的交接，在适当的时候由病人家属或陪同人员补办医疗手续。

（2）急救绿色通道记录制度　纳入急救绿色通道的病人应有详细的登

记，包括病人姓名、性别、年龄、住址、就诊时间、生命体征、初步诊断及陪护人员联系电话。*病人的处方、辅助检查申请单、住院单等须盖"急救绿色通道"的标志，保证病人抢救运输的畅通。

（3）急救绿色通道转移护送制度　首诊医护人员在转移急救绿色通道病人前必须电话通知相应环节人员，途中必须有急诊科首诊医护人员陪同并有能力进行途中抢救，交接时应明确交代已发生的各种情况和注意事项。

（4）急救绿色通道备用药管理制度　急诊科应备用常规抢救药物，并有专门人员或班次负责保管和清点以保证齐全可用。抢救急救绿色通道病人时可按急需先用药，后付款。

第二节　急诊科的护理工作

（一）急诊科护理工作特点

1.急　急诊病人病情绝大多数为急、危、重症，一切急诊护理工作都要突出一个"急"字，必须分秒必争，迅速处理，争取抢救时机。

2.忙　急诊病人病情变化快，来诊时间、人数、病种及危重度难以预料，因此随机性大，可控性小，尤其发生意外灾害、急性中毒、传染病流行时，要承担大批伤病员的抢救护理工作，工作显得更为繁忙、艰辛，但必须做到忙而不乱，既有分工，又有合作。

3.杂　急诊病人病情复杂，急诊患者疾病谱广泛、病种复杂，需多学科协调参与抢救。常遇有传染病病人，因而要有高效能的组织指挥系统和协调体制，才能杂而有序。

4.涉及法律与暴力事件多　如自杀、交通事故、打架、锐器伤，无主病人及易发生医疗纠纷等。

（二）急诊护理工作流程

急诊护理工作流程为接诊→分诊→急诊处理三部分。这些环节紧密相连，构成了护理工作的基本程序。

1.接诊　急诊护士对到达急诊科的患者要热情接待，将病人快速接诊到位。一般急诊患者可坐着候诊，对危重患者应根据不同病情，合理安置就位。

如果由救护车等运输工具送来的急诊患者，应主动到急诊室门口接应，并与护送人员一起将病人搬运到合适的位置上。

*2. 分诊 分诊是指对来院急诊、就诊病人进行快速、重点地收集病史资料，并将病史资料进行分析、判断，分类、分科，同时按轻、重、缓、急安排就诊顺序，登记入册（档），时间一般应在*2～5分钟完成。高质量的分检能使病人得到及时救治，反之，则有可能延误急救时机而危及生命。分诊的方法详见本章第二节。

3. 急诊处理 将进入急诊室的病人，经评估分诊后，根据不同的病种、不同的病情，将病人进行及时合理的处理。

（1）一般病人处理：由专科急诊就诊处理，视病情将病人入住专科病房、急诊观察室或带药离院。

（2）危急诊病人处理：病情危急的病人立即进入抢救室紧急抢救。在医生到达之前，护士可酌情给予急救处理，如吸氧、建立静脉通路、胸外心脏按压、人工呼吸、吸痰、止血等，随时观察病情变化。

（3）传染病病人处理：疑有传染病病人应将其进行隔离，确诊后及时转入相应病区或转传染病院进一步处理，同时做好传染病报告工作与消毒隔离措施。

（4）成批伤员处理：遇成批伤员来诊时，护士应尽快分诊分流，同时进行积极抢救，尽量缩短待诊时间，并及时报告相关领导。

（5）特殊病人处理：因交通事故、吸毒、自杀等涉及法律问题者，给予相应处理的同时应立即通知有关部门；无主的病人应先处理，同时设法找到其家属。

（6）病人转运处理：对病重者需辅助检查、急诊住院、转 ICU、去急诊手术室或转院途中均须由医护人员陪送监护，并做好交接工作。

（7）清洁、消毒处理：按规定要求做好用物、场地、空间清洁消毒，以及排泄物的处理。

（8）各项处理记录：应及时做好各项记录，执行口头医嘱时，应复述一次，经二人核对后方可用药，抢救时未开书面医嘱或未做记录，应及时补上，书写要规范清楚，并做好交接工作，对重病人进行床头交班。

在急诊工作的全过程中，护士是抢救工作的纽带和骨干，对病人的生存死亡起着举足轻重的作用。因此，要求在急诊科工作的护士要明确急诊工作特点与工作流程，做到心中有数，工作有序，才能提高工作效率与质量。

（三）急诊护理工作的要求

1. 抢救组织严密，提高抢救效率。
2. 分诊迅速，准确率高。
3. 严格执行各项规章制度，防止差错事故发生。
4. 器械、仪器设备、药品完好。
5. 防止交叉感染。

（四）建立良好的护患关系

急诊护理工作中，要做到评估、诊断、计划、实施、评价5个步骤的顺利进行，达到良好的护理效果，护士必须了解急诊病人及其家属的心理特点、运用有效的交流方式，加强沟通，才能与病人及其家属建立良好的护患关系，消除他们的心理压力，提高救护质量。

1. 急诊病人及家属的心理特点

（1）焦虑或恐惧感：由于急危重病人有呼吸困难、疼痛、出血、高热等造成躯体上的不适，常常使病人感到预后难测、心神不安，产生焦虑与恐惧；周围急诊病人的痛苦表现，也促使、加重了病人的恐惧感。

（2）优先感：许多急诊病人及家属往往认为自己的疾病最重，要优先处理。对分诊护士安排的轻、重、缓、急的就诊顺序不理解，出现不满的情绪，如烦躁、生气甚至发怒等，从而加重病情。

（3）陌生感：急诊病人及家属到急诊室，对周围嘈杂声、仪器信号闪烁和报警声的环境，与不熟悉的医护人员、服务人员要交流沟通而感到陌生，如未能及时解除，会产生紧张心理，对疾病不利。

（4）无助感：有时由于疾病复杂，反复多科的会诊、多项多次的检查，病人及家属较长时间得不到医疗结果的信息，会使他们产生焦虑和无助。

＊2. 建立良好的护患关系方法　沟通是双方互动的一个过程，它不只是发出信息，而且包括接收和理解信息，应尽量结合语言与非语言的方式进行交流，注意针对病人普遍存在急躁、恐惧、紧张、悲伤、无助、期待等心理反应和不同心理状态进行护患沟通，对激动易发脾气的病人应表现出宽广的胸怀，使沟通顺利进行。

（1）分诊护士应将来院的急诊病人进行快速、准确地分诊、分流，使他们尽快地就诊。在有限的人力、物力条件下，暂时不能满足他们立即就医的情况下，应耐心解释急诊就诊顺序是按病情轻、重、缓、急来安排的，以取得理解，避免病人与家属出现不良心理反应，造成不良后果。

（2）对病人要热情而真诚，处理问题要沉着而果断，技术操作应正确而熟练，从而赢得病人及家属的信任。在救护过程中，将健康教育渗入其中，以取得病人的合作，提高救护效果。

（3）尊重病人及家属，尽量向他们告知解释或预告有关情况，如病情危重的程度，救治的预后或可能出现的不测等。必要时，要让病人或家属参与讨论解决治疗与护理问题，以得到病人或家属的理解与肯定。如果有可能抢救无效，应事先通知家属，使他们有一定的心理准备。

（4）尽量做到多项检查、操作相对集中进行：避免造成医疗救治时间的延搁，减少病人的痛苦与潜在危险，使病人尽可能得到安静、舒适，稳定病人心理，缓解其紧张情绪，以达到最佳救治效果。

（5）注意保护病人的隐私，维护其身心的完整性，以利于病人的救治与康复。

（6）耐心倾听家属的诉说，对家属提出的疑问要耐心、及时地给予解答，尽量消除他们的顾虑，促进相互理解。

（7）在不影响治疗的情况下，尽量让家属陪伴病人，消除病人孤独感与无助感，使病人的心理得到支持与稳定。

（8）对抢救无效的病人家属做好心理疏导，严肃、认真地做好死者的善后护理，体现出对死者的关爱、同情与尊重。

在急诊科这一特定的工作环境里，面对急危重病人，时间紧、病情重，要充分体现人性化护理，达到高水平的救护质量，加强沟通，建立良好的护患关系显得尤为重要。但在沟通过程中，要有法律意识，不能随意承诺、预后的保证等，以免带来不良的后果。

★（五）急救护理中护士的法律责任

急诊科护士救治的病人由于病情严重，死亡率高；另外常常会接触到各种意外伤害事故：如斗殴致伤、交通事故、自杀、他杀、吸毒过量等，随着病人进入医院，当事双方的矛盾也容易转移到医护人员身上。所以护士在整个护理过程中，应有法律意识，更要加强自我保护意识，谨言慎行；同时要有高度责任心，良好的职业道德，严格遵守规章制度、操作规程，严防忙中出错。

1.严格遵守国家有关法律和急诊科各项工作制度和要求，严格按照操作规范履行急诊护士职责　急诊护士从接诊病人开始就要有急诊意识和高度责任心，意识到这是突发的紧急事件，需要密切观察和行动；漫不经心或疏忽大意行为，轻则侵犯病人权益，重则酿成犯罪。

2.执行医嘱的法律问题

（1）执行医嘱的合法性：医嘱是医生所给出的对病人施行诊断和治疗的依据，具有法律效应。一般情况下，护士对医嘱应该遵照执行，随意签改医嘱、无故不执行医嘱是违法行为。但若护士发现医嘱有明显的错误，则护士有权拒绝执行医嘱，在护士提出明确申辩后，医生仍执意强制护士执行其医嘱，则护士对由此造成的一切不良后果不负责任。相反，护士如知道医嘱可能造成对病人的损害却仍遵照执行，若造成后果，将共同承担由此所引起的法律责任。

（2）执行医嘱的准确性：急诊科常常面临争分夺秒的抢救，紧急情况下来不及书写医嘱，因此口头医嘱在急诊科是很常见的医嘱形式。护士一定要注意"三清一复核"，即听清、问清、看清，与医生核对复述药物名称、剂量、浓度，谨防忙中出错。各种急救药品的安瓿、输液空瓶或空袋、输血空袋用完后要集中放在一起，以便核对和计数。

3.护理记录的法律问题　要重视护理记录的书写。急诊护理病历要简明扼要、重点突出、清晰准确。对病人姓名、性别、年龄、职业、工作单位、地址、电话号码等填写完整。对到院时间、接诊时间、护理评估都要进行记录，尤其对生命体征记录应写明具体时间和数据。抢救及病人离院时间或死亡时间也应记录无误，并应与医生病历一致。对抢救当时来不及记录者，允许在4小时内如实追记。病历要注意保管，切勿遗失或涂毁。

4.急诊科设备、仪器及药品的法律问题急诊科的各种急救设备仪器及药品均需定人保管、定点放置、定期消毒检查、定数量供给、定时清点、及时补充。每班交接，并且不得外借，防止因工作之便挪用盗窃或工作疏忽准备不足而耽误病人抢救；尤其是麻醉药品应防止因保管不善而违法使用。

5.急危病人　无论其是否能够偿付医疗费用，医护人员应实行人道主义精神，急诊护士有配合为其提供紧急救治的义务，不得拒绝急救处置。

6.对医疗工作以外的问题不随便发表自己的看法 不能将病人倾诉的关于患病的隐情当作谈话资料随意扩散，不能随意发表对事故的猜测及意见，如果病人因此而自杀身亡，则护士构成犯罪。

7.若是昏迷病人，需与陪送者共同检查其财物，有家属在场时应交给家属（要有第三者在场） 如无家属，由值班护士代为保管，但同时有两人签写财物清单，并应做好交接工作，以便及时交给家属。

8.收治涉及政治或法律问题的病人，或医护人员对其死因有怀疑者应立即通知医院总值班及公安部门 在积极救治同时应提高警惕，遇有干扰治疗及护理者，不宜激怒，应平静应对，同时通知保卫科寻求保护或拨打"110"，保护自身安全。

9.护生的法律问题 护生指正在学习护理专业的学生。依据法律的规定，护生只能在执业护士的监督和指导下，按照严格的护理操作规程实施护理，否则她的工作被认为是侵权行为。在护士的监督下，护生如发生差错事故，除本人负责外，带教护士要负法律责任。护理教师应认真严格带教，护生应虚心踏实学习，防止发生差错事故。护生如离开了护士的指导，独立操作造成病人的伤害，护生应负法律责任。故护生在进入临床实习前，要明确自己的法定职责范围，认真按照护理法规实习。

第三节 急诊科的工作管理

（一）急救科的护理人员管理

1.各医院根据急诊科的规模、急诊工作量、所设专科等条件确定急诊科的编制。

2.急诊医师必须具备3年以上的临床经验，责任心强，服务态度好，经医科处审核合格。

3.急诊护士应具备一定的工作经验、专业知识扎实、业务熟练、责任心强，服务态度好。

4.急诊领导小组，由院长任组长、成员有主管业务副院长、各科主任、护士长等。

（二）急诊科管理制度

包括预检分诊制度、急诊室工作制度、首诊负责制度、急诊抢救室制度、急诊观察室制度、急诊监护室工作制度、出诊抢救制度、救护车使用制度、涉及法律问题的伤病员的处理方法等。

（三）急诊室工作质量要求

1. 医务人员要有良好的医德和献身精神。

2. 所有抢救工作均要有相应的时间要求。

3. 强调危重病人的抢救成功率。

4. 急诊科应配备相应的急诊抢救药品与器材。

5. 各种抢救记录、表格、病历应填写清楚、完整、及时、真实。

6. 建立常见病、成批伤病员的抢救预案。

7. 抢救组织工作要严密，做到人在其位，各尽其责。

8. 防止各种医护差错事故的发生。

★（四）急诊科的仪器管理

1. 医院医疗设备处（科）对急诊科设备在计算机中应有明细账；急诊科也有分户账，要账物清楚、符合，尤其对万元以上设备均有摄影贮存。

2. 设备及仪器管理应有科（或站）护士长负责管理，并要设置一名总务护士负责管理清点，联络检修、定时检测等事宜。

3. 各室的仪器设备做到定位、定人、定时、定班负责日常清洁检测，使用后的消毒安装，如有损坏立即报告，以便及时排除故障，使之保持在随时备用状态。

4. 所有仪器设备均应制定出仪器操作规程，并有书面卡挂在仪器旁，便于操作使用。

5. 操作人员应经过培训，正确掌握使用方法、适应证和注意事项。

6. 未经过培训的人员不得随意使用仪器。

7. 仪器的维修和保养要求医院仪器维修部门应★定人、定科、定型、定期的负责维修和保养。

8. 科室仪器发生故障，应由总务护士负责联络维修人员到科室或送至维修部门检修。

9.检修后的仪器必须工作正常后方可投入使用。

★10.保养要做到"五防一上"：防潮、防震、防热、防尘、防腐蚀，定期上油。

【模拟试题测试，提升应试能力】

一、名词解释

1 分诊

2.急救绿色通道

二、填空题

1.急诊的工作任务有：_____、_____、_____等。

2.急诊科工作的特点：_____、_____、_____、_____、_____及_____等。

3.急诊护理工作流程分为：_____、_____、_____三部分。

三、选择题

（A1 型题）

1.以下哪项不属于分诊护士的职责范围（　　　）

A.分清患者的轻重缓急　　　B.对所有急诊患者进行登记

C.护送患者入病房　　　D.快速搜集患者的资料

E.辨别急诊患者的病种

2.急诊科护理工作质量要求不包括（　　　）

A.器材药物完备　　　B.分诊迅速准确

C.抢救组织严密　　　D.抢救效率高

E.降低交叉感染率

3.关于分诊不正确的是（　　　）

A.一般分诊时间为 2 ～ 5 分钟

B.护士应用知识和经验作出判断

C.通过询问来搜集患者的主观资料

D.运用耳、鼻、手等感官来搜集患者的客观资料

E.按照病人要求分诊

4.关于急诊科的设置，下列哪项错误（　　　）

A. 急诊科应独立或相对独立　　　　　B. 出入口通道不必太宽

C. 预检分诊处设立在入口明显处　　　　D. 大门口应有明显的急诊标志

E. 抢救室不宜设在离急诊科进口太远处

5. 下列不属于急救器械的物品是（　　　）

A. 心脏除颤仪　　　　　　　　　　　B. 气压止血仪

C. 电动洗胃机　　　　　　　　　　　D. 简易呼吸机

E. 雾化吸入器

6. 急诊分诊台在急诊科门厅入口明显位置应配备（　　　）

A. 全套传染病防护设备　　　　　　　B. 胎心监测仪

C. 闭路电视监控装置　　　　　　　　D. 为病人静脉穿刺物资

E. 负压吸引设备

7. 不属于医院仪器维修部门应负责维修和保养的内容是（　　　）

A. 定人　　　　　　　　　　　　　　B. 定科

C. 定型　　　　　　　　　　　　　　D. 定期

E. 定价

8. 抢救室面积应宽大其每张抢救床占地要求是（　　　）

A. 每张抢救床占地 $30m^2$　　　　　B. 每张抢救床占地 $15m^2$

C. 每张抢救床占地 $20m^2$　　　　　D. 每张抢救床占地 $25m^2$

E. 每张抢救床占地 $35m^2$

9. 抢救仪器的管理和使用应遵循的原则是（　　　）

A. 在紧急情况下未经操作培训的护士可以直接使用

B. 未经常使用的抢救仪器可以不用每日清点检查

C. 各种抢救仪器的操作流程集中放置便于查阅

D. 呼吸机使用后消毒并将管路清洁保存备用

E. 医院对急诊科设备在计算机中应有明细账。急诊科也有分户账，要账
　物清楚。

10. 仪器的维修和保养应遵循（　　　）

A. 仪器维修部门根据自己的时间对科室仪器进行保养

B. 各种抢救仪器均要送至专门的维修部门

C. 仪器的保养应是仪器所在科室定人完成

D. 保养的内容包括防热、防尘

E. 维修部门对修好的仪器通知相关科室取回

（**A2 型题**）

11. 刘某，男性，在海中游泳时不慎溺水，被送到急诊室，查体：神志不清，口流海水，呼吸微弱，心率 45 次 / 分，血压 90/60mmHg，医生不在场，护士处理正确的是（　　　）

A. 立即呼叫医生等待医嘱

B. 立即头偏一侧，吸出口腔异物，吸氧

C. 立即心外按压

D. 立即心电监护

E. 立即除颤

12. 患者，男性，30 岁，交通事故后送往急诊室，意识丧失，左闭合性下肢骨折，呼吸 20 次 / 分，心率 62 次 / 分，血压 96/62mmHg，身上无任何证件，护士处理不正确的是（　　　）

A. 协助医生处理骨折　　　　　　B. 处置同时通知保卫部、医务部

C. 等待家属办理手续后再处理　　D. 先处理后再等家属补办手续

E. 密切观察病情的变化，及时通知医生

13. 王某，女性，16 岁，感冒高热 39.6℃，急诊输液体温没有下降，没有家属，护士在肌内注射降温药时，心理护理措施正确的是（　　　）

A. 协助患者饮水

B. 注射后告知患者等待退热

C. 与病人交谈分散注意力

D. 用手触摸患者头部，安慰患者再注射

E. 告知药物起效需要一定的时间，需耐心等待

14. 李某，男性，24 岁，因突发交通事故，送往急诊室，神清，生命体征平稳，右上肢骨折，第 5、6 肋骨骨折，评估病人心理反应最有可能的是（　　　）

A. 否认和焦虑　　　　　　　　　B. 抑郁

C. 依赖　　　　　　　　　　　　D. 怀疑

E. 绝望

（**A3/A4 型题**）

（**15 ～ 17 题共用题干**）

患者，男性，62 岁，在去商店的途中，突然摔倒在大街上，家属呼之不

应，即刻送往医院，既往有冠心病病史。

15. 该患者病情进行分级为（   ）

A 最危险   B. 危急

C. 紧急   D. 次紧急

E. 非紧急

16. 分诊护士首先应该处置的程序是（   ）

A. 安排患者至急诊转运床   B. 通知医生

C. 问诊   D. 上报科室领导

E. 评估生命体征

17. 分诊护士评估患者无呼吸、无颈动脉搏动抢救措施首选（   ）

A. 实施 CPR   B. 吸氧、建立静脉通路

C. 抽取血标本   D. 准备除颤器

E. 准备简易呼吸器

四、简答题

1. 简述急诊科的设置与要求。

2. 急诊科主要的工作制度包括哪些方面？

3. 简述急诊护理工作的要求。

4. 急诊科工作质量要求有哪些？

5. 简述仪器维修保养的"五防一上"原则。

6. 简述急诊病人及家属的心理特点。

五、病例分析

患者，男性，68 岁。因与邻居吵架，突发剧烈头痛、呕吐，倒地呼叫不应，立即送急诊。观察：昏迷、体型较胖、口角流涎、大小便失禁、呕吐胃容物、舌根后坠、痰声隆隆。查体：体温 36.8℃脉搏 109 次 / 分呼吸 18 次 / 分血压 200/120mmHg，瞳孔不等大、对光反射存在，压眶反射（＋）右侧巴宾斯基征（＋）左侧巴宾斯基征（－）高血压病史 15 年。

请分析

1. 分诊护士如何接诊病人？

2. 该病例如何实施急救措施？

3. 该病例需要准备的抢救仪器有哪些？

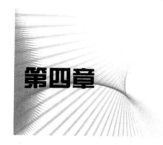

第四章

重症监护

 学习目标

1. 掌握 ICU 的概念、收治的程序、对象。
2. 了解 ICU 的管理。
3. 熟悉 ICU 的设置、监护的分级和 ICU 感染控制。
4. 掌握监护内容和常用重症监护技术。

【学习内容提炼，涵盖重点考点】

第一节　ICU 的概述

（一）ICU 的概念及模式

1. *ICU 又称重症监护病房，是应用现代医学理论，利用先进的高科技现代化医疗设备，对危重病人和大手术后的病人进行集中全面连续监护及治疗的诊疗体系，是一种挽救病人生命的特殊场所。

2. *它有危重病人集中、有丰富救治经验的医护人员集中、现代化监测和治疗仪器集中三大特点。

3. 其主要模式有专科 ICU、部分综合 ICU 和综合 ICU。

（二）ICU 的具体设置

1.病房结构　病房与辅助空间比例以 1：1 为佳，单间应占 20m2 以上，两张床位以上的房间每张床位宜在 15m2 以上。

2.床位数设置　ICU 床位数量根据医院等级和实际收治患者的需要，一般以该 ICU 服务病床数或按医院总床位的 2%～8% 进行设置，每个 ICU 管理单元床位以 8～12 张为宜。也可以根据实际需要适当增减。

3.ICU 病房设计应达到的要求

（1）光线充足。

（2）地面及墙壁应用适宜液体清洁或擦洗，室内要有空调，★室温以 22℃～24℃、湿度以 50%～60% 为宜。

（3）ICU 的中心氧源、负压吸引及空气压缩系统的管道应通向各个病床。

（4）每张病床头左侧上方应安置床边监护仪，并与中心台相连接，监测参数在旁边台和中心台屏幕上可同时显示。

（5）ICU 的病床要具有多种功能，可随时移动，自动调节床的高度和角度，并有翻身、牵引、功能锻炼和传呼报警的功能。

（6）每张病床要有 10～15 个电源插座，各有专用的保险系统。

（7）每个病室应有强光源。

（三）ICU 的人员组成

对于一般综合性 ICU，要求医师与床位的比例为★（1.5～2）：1；护士与床位的比例为★（3～4）：1。必要时可调整。ICU 护士应有 3 年以上临床实践经验和经过一定时间的培训。

第二节　ICU 收治对象、收治程序

（一）ICU 收治患者范围

1.ICU 收治对象

（1）严重创伤或大手术后需监测治疗者。

（2）各类休克病人。

（3）急性循环功能衰竭病人。

（4）急性呼吸衰竭，尤其需机械通气者（如 ARDS ）。

（5）严重的全身性感染（如败血症）病人。

（6）多器官系统功能障碍者。

（7）严重水、电解质紊乱和酸碱平衡失调或其他代谢紊乱者。

（8）心肺脑复苏病人。

（9）脑血管意外病人。

（10）各类意外伤害者（服毒、溺水、电击伤或自缢等）。

★ 2 . ICU 不收治的患者

不收治传染病、精神病、需长期治疗的慢性病、自然死亡过程中的老年患者、明确为脑死亡患者、癌症晚期的患者。

（二）ICU 收治程序

1.接诊　ICU 病人多来自临床各科室，必须经过 ICU 医师确诊后方可转入。转入时应由 ICU 医师陪同，ICU 护士要了解病人的诊断、治疗、病情及转入目的，准备相应的床单元和物品。

2.监护选择　临床上常用的监测项目很多，合理的、有目的的选择监测项目对减轻病人经济负担、指导治疗均十分重要。常将 ICU 监测分为一级、二级、三级监测。

3.转出 ICU　ICU 医师决定病人的治疗。病情稳定可以转出时，护士要做好各项转运准备工作，力求稳、准、快的转出，同时做好各种护理交接工作。

（三）ICU 病室感染控制

1.感染源　ICU 感染可由细菌、病毒、真菌引起，由于大量抗生素的使用，ICU 感染菌株已由革兰阴性杆菌取代了革兰阳性菌，ICU 病房主要的感染菌属为假单胞菌属和肠道细菌，如大肠杆菌、克雷伯杆菌、变形杆菌等。

2.易感因素

（1）将不同的病种、不同感染部位的危重症病人集中治疗护理，是发生感染的基础因素。

（2）各种有创伤监测、诊断和治疗技术造成的侵袭性感染日益增多，是造成侵袭性感染的直接原因，如监测用的气囊漂浮导管、动静脉测压导管、各种人工气道、透析、导尿等。

（3）危重症病人集中，工作繁忙、人手不够，多个病人的治疗由一名护士连续完成，使感染成为可能。

（4）限制预防性应用抗生素。

（5）基础疾病严重，机体抵抗力下降。

（6）经济条件有限，一次性治疗护理用品的广泛应用。

3. ICU 病室感染控制措施

（1）建立 ICU 病室感染控制的规章制度。

（2）布局合理，清洁管理应类似于手术室。

（3）每个危重症病人应有专人管理，并实行责任制护理体制，在给其他病人做治疗或护理时，必须在洗手后工作。

（4）严格无菌操作规程。

（5）注意病人各种留置管路的观察、局部护理与消毒。

（6）合理使用抗生素，加强医院感染的监测。

（7）加强对各类仪器、设备、卫生材料及病人用物的消毒管理。

第三节　ICU 常用监护技术

重症监测技术：体温监测、循环功能监测、呼吸功能监测、中枢神经系统监测、肾功能监测。

（一）体温监测

体温是提供人体生理状态的重要信息，可分为中心温度和周围温度。临床常用的中心温度有直肠温度、食管温度、鼓膜温度及鼻咽温度；体表温度有口腔、腋下测温。

1. 正常温度　正常人体温随测量部位不同而异，口腔舌下温度为 36.3 ～ 37.2℃，腋窝温度为 36 ～ 37℃，直肠温度为 36.5 ～ 37.5℃。昼夜间可有轻微波动，清晨稍低，起床后逐渐升高，下午或傍晚稍高，但波动范围一般不超过 1℃。

2.监测皮肤与中心温度差的临床意义　连续监测皮肤温度与中心温度，可了解外周循环灌注是否减少或改善，正常情况下，温差应小于2℃。如当病人严重休克时，温差增大，经采取有效措施治疗后，温差减少，则提示病情好转，外周循环改善；温度差值逐渐进行性扩大是病情恶化的指标之一。

（二）循环功能监测

1.心率监护　心率是了解循环系统功能简单易行的指标之一。

（1）正常值：正常成人安静时的心率为60～100次/分。不同年龄、性别和功能状态下的心率均有所不同。一般小儿心率较快，老年人心率较慢。女性心率比男性稍快。

（2）临床意义

1）判断心输出量：在一定范围内，随着心率的增加心排血量会增加。

★2）计算休克指数：休克指数=HR/SBP。血容量正常时，休克指数应等于0；休克指数等于1时，提示失血量占血容量的20%～30%；休克指数大于1时，提示失血量占血容量的30%～50%。

3）估计心肌耗氧：心率的快慢与心肌耗氧大小呈正相关。

★2.血压监护

（1）正常值：正常成年人血压范围收缩压为90～139mmHg，舒张压为60～89mmHg，脉压差为30～40mmHg。

（2）测量方法：动脉血压监测可分为无创血压（NIBP）监测和有创血压（IABP）监测，可采用间断和连续监测方法。

（3）临床意义：①收缩压：其重要性在于克服各脏器的临界关闭压，保证脏器的供血。②舒张压：其重要性在于维持冠状动脉灌注压。凡是能影响心输出量和外周阻力的各种因素，都能影响动脉血压。其影响因素包括：心脏每搏输出量、心率、外周阻力、主动脉和大动脉的弹性、循环血量和血管系统容量的比例。

★3.中心静脉压监护　★中心静脉压（centralvenouspressure，CVP）是上、下腔静脉进入右心房处的压力，通过上、下腔静脉或右心房内置管测得，它反映右房压，是临床观察血流动力学的主要指标之一。

（1）适应证：①了解有效血容量、心功能及周围循环阻力的综合情况；②对不明原因的急性循环衰竭进行鉴别；③对需大量输血、补液时，借以观察血容量的动态变化及循环超负荷的危险；④对危重症病人、大手术以及紧急情况下作为大量输血、补液途径。

★（2）正常值：0.49 ～ 1.18kPa（5 ～ 12cmH$_2$O）。

★（3）临床意义：①低血压，中心静脉压低于0.49kPa（5cmH$_2$O）提示有效血容量不足，可快速补液或补血浆，直至中心静脉压升至0.59 ～ 1.18kPa（6 ～ 12cmH$_2$O）。②低血压，中心静脉压高于0.98kPa（10cmH$_2$O）应考虑有心功能不全的可能。需采用增加心肌收缩力的药物如毛花苷C或多巴酚丁胺，并严格控制入量。③中心静脉压高于1.47 ～ 1.96kPa（15 ～ 20cmH$_2$O）提示有明显的心衰，且有发生肺水肿可能，应暂停输液或严格控制输液速度，并给予速效洋地黄制剂和利尿药或血管扩张剂；④低中心静脉压也可见于败血症、高热等所致的血管扩张。

（4）注意事项：

1）如测压过程中发现静脉压突然出现显著波动性升高时，提示导管尖端进入右心室，应立即退出一小段后再测，这是由于右心室收缩时压力明显升高所致。

2）如导管阻塞无血液流出，应用输液瓶中液体冲洗导管或变动其位置；若仍不通畅，则用肝素或枸橼酸钠冲洗。

3）测压管留置时间一般不超过5天，时间过长易发生静脉炎或血栓性静脉炎，故留置3天以上时，需用抗凝剂冲洗，以防血栓形成。

4. 血流动力学监护　借助（Swan-Ganz）气囊漂浮导管经外周或中心静脉插入心脏右心系统和肺动脉进行床旁心脏及肺血管压力和心排血量等参数的测定，可了解病情和指导治疗。漂浮导管监测时最常用的穿刺血管是右侧颈内静脉。

（1）适应证

1）急性心肌梗死、充血性心力衰竭及各类休克的血流动力学指标连续监测。

2）判断血管活性药物、正性肌力药物、阻滞剂、机械呼吸、血液透析及辅助循环的疗效等。

3）急性呼吸衰竭，尤其是急性呼吸窘迫综合征的监测。

4）危重症病人和心脏疾患在术中及术后的监测。

5）借助漂浮导管技术进行临时性心脏起搏、超速抑制等。

（2）禁忌证

1）出血性疾病、凝血机制障碍及近期内有体循环或肺循环栓塞。

2）白细胞减少和免疫功能低下。

3）穿刺或切开部位有化脓性感染。

4）心包炎、心肌炎、风湿病活动和严重心律失常。

（3）主要监测指标及其临床意义

1）右心房压（RAP）：正常值为 2～6mmHg。升高见于右心衰竭、三尖瓣狭窄或关闭不全、缩窄性心包炎、心包积液、心肌病、肺动脉高压；降低反映血容量不足。

2）肺动脉压（PAP）：正常值为 15～30/6～12mmHg，平均压为 10～20mmHg。升高见于左心衰竭、二尖瓣狭窄或关闭不全、肺心病、肺栓塞、左向右分流型先天性心脏病；血容量不足和肺动脉瓣口狭窄则下降。

3）肺毛细血管楔压（PCWP）：正常值为 6～12mmHg，可较好地反映左心房平均压及左心室舒张末压。升高见于左心衰竭、心源性休克、二尖瓣狭窄、二尖瓣关闭不全、左心室顺应性下降和血容量过多；当血容量不足时则降低。

4）心排血量（CO）：是指心脏每分钟泵出的血量，正常值为 4～6L/分。是左心功能最重要的指标。由于心排血量随人体大小而异，为了便于对比分析及精确判断，临床上多采用心脏指数（CI）来估计心脏的泵血功能。心排血量除以体表面积即为心脏指数，正常值为 2.6～4.0L/（分·m^2）。心脏指数降低时可见于组织、器官灌注不足；低于 2.2L/（分·m^2）时见于心源性休克。

5. 心电监护

（1）操作程序

1）核对病人，解释目的。

2）安置舒适体位。

3）连接监护仪电源，打开主机开关。

4）暴露胸部，正确定位，粘贴电极片。

5）连接心电导联线。临床上心电监护仪导联装置有 3 导联装置和 5 导联装置两种。

6）选择 P、QRS、T 波显示较清晰的导联。

7）调节振幅。

（2）主要观察指标

1）定时观察并记录心率和心律。

2）观察是否有 P 波，P 波的形态、高度和宽度如何。

3）测量 PR 间期、QT 间期。

4）观察 QRS 波形是否正常，有无"漏搏"。

5）观察 T 波是否正常。

6）注意有无异常波形出现。

★（3）临床意义

1）及时发现和识别心律失常。

2）及时发现心肌缺血和心肌梗死。

3）监测电解质改变。

4）观察起搏器功能。

（三）呼吸功能监测

1. 通气功能

（1）潮气量（VT）：指平静呼吸时，一次吸入或呼出的气量。正常人为 500ml 左右。

　★当潮气量小于 5ml/kg 时，即为接受人工通气的指征。呼吸频率是与潮气量密切相关的另一监测指标，对呼吸幅度、形式及速度的观测是十分必要的，当呼吸频率小于 5 次 / 分、大于 35 次 / 分时，即成为人工通气的指征。

（2）每分钟通气量（V 或 VE）：由潮气量与呼吸频率的乘积获得，正常成人男性为 6.6L/ 分，女性为 4.2L/ 分。当其值大于 10L/ 分时示通气过度，小于 3L/ 分时为通气不足。

（3）肺泡通气量（VA）：即每分钟吸入肺泡的新鲜空气量，等于（潮气量 × 无效腔气量）× 呼吸频率。正常值为 70ml/s。肺泡通气量不足可致缺氧及二氧化碳潴留、呼吸性酸中毒，通气量过大多致呼吸性碱中毒。解剖或生理死腔的增大，皆可致肺泡通气减低。VA 的不足是低氧血症、高碳酸血症的主要原因。

（4）功能残气量（FRC）：指平静呼吸后肺脏所含气量，正常人 FRC 为 40ml/kg，占肺容量的 35% ～ 40%。功能残气量减少见于肺纤维化、肺水肿的病人。而由于某种原因造成呼气阻力增大时，由于呼气流速减慢，气体未全呼出，下一次吸气又重新开始，也可使功能残气量增加。

（5）肺活量（VC）：指深吸气后做最大呼气后所能呼出的最大气量。正常值为 30 ～ 70ml/kg，可有 20% 的波动。*临床小于 15ml/kg，即为机械通气的指标之一，大于 15ml/kg 为停用机械通气的指标之一。

（6）生理无效腔（VD）：每次吸入的气体，一部分将留在从上呼吸道至细支气管以前的呼吸道内，这部分气体不参与肺泡与血液之间的气体交换，称为解剖无效腔；因血流在肺内分布不均而未能与血液进行气体交换的这一部分肺泡容量，称为肺泡无效腔。两者合称生理无效腔。健康人在静息状态下，其占潮气量的 25% ～ 35%。

2. 脉搏血氧饱和度（SPO_2）　临床上 SaO_2 与 SPO_2 有显著的相关性，相关系数为 0.90 ～ 0.98，正常值为 96% ～ 100%。当 PaO_2 低于 60mmHg，血红蛋白氧解离曲线处于陡直段时，SaO_2 才反映出缺氧状态，故在重症呼吸衰竭抢救时，用脉搏血氧饱和度测定仪来帮助评价缺氧程度，调整吸氧浓度使病人 SaO_2 达 90% 以上，以减少创伤性，抽动脉血做血气分析，这对合理氧疗和考核疗效起积极作用。

3. 动脉血气分析

（1）酸碱度（pH）为血液中氢离子浓度的负对数值。*正常范围为 7.35 ～ 7.45，平均 7.40。低于 7.35 为失代偿性酸中毒或酸血症，高于 7.45 为失代偿性碱中毒或碱血症。但 pH 正常并不能完全排除无酸碱失衡。

（2）动脉血氧分压（PaO_2）：指物理溶解于血液中氧分子所产生的压力。正常值 90 ～ 100mmHg。★ PaO_2 小于 60mmHg 可作为呼吸衰竭的诊断指标。

（3）二氧化碳分压（$PaCO_2$）：指血液中物理溶解的 CO_2 分子所产生的压力。★正常值 35 ～ 45mmHg。大于 45mmHg 为通气不足，小于 35mmHg 可能为通气过度。$PaCO_2$ 大于 50mmHg 作为呼吸衰竭的诊断指标。

（4）剩余碱（BE）：在标准状态下（指隔绝空气的全血标本在 37℃、$PaCO_2$ 为 40mmHg、血红蛋白 100% 氧合的条件下）将血液滴定至 pH7.4 所需的酸碱量。正常范围在 ±3mmol/L。它是人体代谢性酸碱失衡的定量指标，加酸量 BE 为正值，系代谢性碱中毒；加碱量 BE 为负值，系代谢性酸中毒。

（5）实际重碳酸盐（AB）：AB 是在实际测得的动脉血中碳酸氢根（HCO_3^-）含量。正常值为 22 ～ 27mmol/L，平均值为 24mmol/L。HCO_3^- 含量与 $PaCO_2$ 有关，随着 $PaCO_2$ 增高，血浆 HCO_3^- 含量亦增加。另外，HCO_3^- 是血浆缓冲碱之一，当体内固定酸过多时，可通过 HCO_3^- 缓冲而 pH 保持稳定，而 HCO_3^- 含量则减少。所以 AB 受呼吸和代谢双重影响。AB 下降为代酸或呼碱代偿；AB 上升为代碱或呼酸代偿；AB 正常，不一定正常，如呼酸合并代酸时 AB 正常，应具体分析。

（6）二氧化碳总量（TCO_2）：正常为 28 ～ 35mmol/L。TCO_2 降低，表明代偿性呼吸性碱中毒或代谢性酸中毒；TCO_2 升高，表明代偿性呼吸性酸中毒或代谢性碱中毒。

（7）缓冲碱（BB）：系血液中各种缓冲碱的总含量，包括重碳酸盐、磷酸盐、血浆蛋白盐、血红蛋白盐等。正常值为 45 ～ 55mmol/L。它反映人体对抗酸碱干扰的缓冲能力，以及机体对酸碱失衡代偿的具体情况。

4. 呼吸运动的监测

（1）呼吸频率：是呼吸功能最简单的基本监测项目，成人正常值为 12 ～ 18 次 / 分。

（2）呼吸的幅度、节律和周期比率是否正常。

（3）胸、腹式呼吸活动是否同步、同时起伏，有无异常呼吸体征。

（四）中枢神经系统监护

1. 意识状态的监测　意识状态是反映中枢神经系统功能的重要指标，是 ICU 危重症病人的重要监测项目。

（1）意识障碍的分类：嗜睡、昏睡、浅昏迷、中度昏迷、深昏迷。

（2）昏迷指数测定：目前比较常用的是 *格拉斯哥昏迷评分法（Glasgow coma scale，GCS）。根据病人受刺激后的睁眼反应、语言反应、动作反应进行评分，将 3 项得分相加，即为 GCS 分数。* GCS 最高分为 15 分，最低分为 3 分，8 分以下为昏迷，分数越低表示病情越重，反之表示病情好转。

* 2. 颅内压监测　正常成人平卧时颅内压为 10 ～ 15mmHg。*成人颅内压持续超过 15mmHg 时为颅内压增高。当颅内压为 15 ～ 20mmHg 为轻度增高，当颅内压为 20 ～ 40mmHg 为中度增高；当颅内压大于 40mmHg 时则为重度增高。

（五）肾功能监护

肾脏是调节体液平衡的重要器官，通过监测可以有效预防和治疗肾衰竭。

1. 尿量　正常成人尿量为 1000 ～ 2000ml/24 小时。

（1）增多：一般 24 小时多于 2500ml 为多尿，见于糖尿病、尿崩症、慢性肾炎、神经性多尿、肾移植早期肾小管重吸收功能尚未恢复时。

（2）减少：尿量24小时少于400ml为尿少，见于急性肾小球肾炎、肾功能不全、脱水、血液浓缩等，而24小时尿量少于100ml为无尿，见于急性肾衰竭、肾衰竭尿毒症期。

　　2. 尿浓缩与稀释功能试验　正常范围是日间尿量与夜间尿量之比为（3～4）：1；12小时夜间尿量不应超过750ml；尿液最高比重应在1.020以上；尿液最高比重与最低比重之差不少于0.009。

（1）临床意义：

1）肾功能不全时，夜间尿量可超过750ml，此种现象常为肾功能不全的早期表现。

2）最高尿比重小于1.018，表示肾浓缩功能不全。

3）尿比重大多固定在1.010左右，表示肾浓缩功能严重障碍。

4）日间尿比重固定在1.018或更高，见于脱水病人。

　　3. 内生肌酐清除率（Ccr）测定　内生肌酐主要是通过肾小球滤过排出，肾小管不重吸收，因此它代表了肾小球滤过率。该值是反映肾功能的敏感指标。正常范围为80～120ml/分。内生肌酐清除率在51～70ml/分为肾功能轻度损害；降至在26～50ml/分为中度损害；降至在10～25ml/分为重度损害；低于10ml/分为终末期肾功能不全。

　　4. 血尿素氮（BUN）和血肌酐（Cr）测定　均反映肾小球的滤过功能。正常值为血BUN：3.2～7.1mmol/L；血Cr：男性53～106μmol/L，女性44～97μmol/L。

（2）临床意义：

1）各种严重肾脏疾病引起肾功能不全时，可增高。

2）上消化道出血、严重感染和饮食中蛋白质过多时，均可使血尿素氮暂时升高。

3）血肌酐浓度受饮食等因素影响比较少，基本上能反映病人的肾功能情况，如血肌酐明显增高时，提示预后差。

【模拟试题测试，提升应试能力】

一、名词解释

1. ICU

2. 潮气量

3. CVP

二、填空题

1. CVP 的正常值是_____。

2. 漂浮导管监测时最常用的穿刺血管是_____。

3. _____是呼吸功能最简单的基本监测项目，成人正常值为_____。

4. SPO_2 是_____，被称为第五个生命体征监测，其正常值为_____。

5. 皮温和中心温度差正常情况下应低于_____℃。

6. 颅内压监测常用的方法有_____、_____、_____和_____。正常值为_____。

7. 夜尿尿量超过_____ml 常为肾功能不全的早期表现；肾功能损害严重时，尿相对密度可固定在_____左右。

8. 正常人体温随测量部位不同而异，口腔舌下温度为_____℃，腋窝温度为_____℃，直肠温度为_____℃。昼夜间可有轻微波动，清晨稍低，起床后逐渐升高，下午或傍晚稍高，但波动范围一般不超过_____℃。

9. 正常 pH 范围_____，PaO_2 正常范围为_____，小于_____可作为呼吸衰竭的诊断指标，SaO_2 正常范围是_____。

10. 可用于测量中心温度的部位有_____、_____、_____和_____等。

11. 动脉血压监测可分为_____监测和_____监测，可采用间断和连续监测方法。

12. 按照格拉斯哥（GCS）昏迷评分法，评分越低，说明病情_____，预后_____。

13. 内生肌酐清除率正常范围为_____。

14. ICU 不收治的患者为_____、_____、_____和_____等

三、选择题

1. 有关 CVP 的描述，下列错误的是（　　　）

A. CVP 的高低主要反映右心室前负荷和血容量

B. CVP 监测是反映左心功能的间接指标

C. CVP 连续监测比单次监测更有意义

D. 当病人有左心功能不全时，单纯监测 CVP 没有意义

E. 当 CVP > 1.47 ~ 1.96kPa（15 ~ 20cmH_2O），表示右心功能不良

2. 关于肾功能的监测，下列错误的是（　　　）

A. 尿量监测是最直接的指标

B. 肾浓缩 - 稀释试验用于监测肾小管的重吸收功能

C. BUN 和血肌酐是判断肾小球滤过功能的指标

D. 内生肌酐清除率反映肾小管排泄功能

E. 尿 / 血渗透压比值反映肾小管浓缩功能

3. 以下哪种疾病不是 ICU 收治的对象（　　　）

A. MODS

B. 严重心肌梗死

C. 严重低钾血症

D. 甲状腺危象

E. 肺癌

4. 血压降低同时中心静脉压降低，病人可能（　　　）

A. 有效血容量不足

B. 右心衰竭

C. 循环负荷过重

D. 外周血管阻力增大

E. 严重心功能不全

5. ICU 中比较合理的护士与床位数之比为（　　　）

A. 1 ： 2

B. 1 ： 1

C.（1 ~ 2）： 1

D.（2 ~ 3）： 1

E.（3 ~ 4）： 1

6. 漂浮导管从外周静脉插入（　　　）

A. 右心房

B. 右心室

C. 左心房

D. 左心室

E. 肺动脉

7. 综合性医院 ICU 床位占总床位数的多少为合适（　　　）

A. 0.5% ~ 1%

B. 1% ~ 2%

C. 2% ~ 3%

D. 3% ~ 5%

E. 5% ~ 10%

8. 肾浓缩功能严重障碍，尿比重大多固定在（　　　）

A. < 1.008　　　　　　　　B. 1.008

C. 1.010　　　　　　　　 D. 1.012

E. 1.018

9. 正常人昼夜尿量比为（　　　）

A.（1～2）∶1　　　　　　B.（2～3）∶1

C.（3～4）∶1　　　　　　D.（4～5）∶1

E. 以上都不对

10. 某烧伤病人，血压 10.0/8.0kPa（75/60mmHg），中心静脉压 0.29kPa（3cmH$_2$O），该病人存在（　　　）

A. 血容量绝对不足　　　　　B. 血容量相对不足

C. 心功能不全　　　　　　　D. 容量血管过度收缩

E. 容量血管过度扩张

11. 颅内压轻度增高，是指颅内压为（　　　）

A. 0.49～0.98kPa（5～10mmHg）

B. 0.98～1.47kPa（10～15mmHg）

C. 1.47～1.96kPa（15～20mmHg）

D. 1.96～3.92kPa（20～40mmHg）

E. 3.92kPa（> 40mmHg）

12. 心电监护仪可以用来监测，下列哪项除外（　　　）

A. 血压　　　　　　　　　　B. 心率

C. 血氧饱和度　　　　　　　D. 体温

E. 心电图波形

13. 某病人测量颅内压为 42mmHg，这种情况属于（　　　）

A. 正常颅内压　　　　　　　B. 颅内压轻度升高

C. 颅内压中度升高　　　　　D. 颅内压重度升高

E. 以上均不是

14. 判断呼吸衰竭的指标是动脉二氧化碳分压大于（　　　）

A.20mmHg　　　　　　　　B.30mmHg

C.40mmHg　　　　　　　　D.50mmHg

E.60mmHg

15. BE 正值增大，提示（　　　）

　　A. 呼吸性酸中毒　　　　　　　　B. 呼吸性碱中毒

　　C. 代谢性酸中毒　　　　　　　　D. 代谢性碱中毒

　　E. 混合性酸碱失衡

　　16. 某病人血气结果如下：pH7.32，HCO_3^-15mmol/L，$PaCO_2$4.0kPa（30mmHg），他可能发生了（　　　）

　　A. 呼吸性酸中毒　　　　　　　　B. 呼吸性碱中毒

　　C. 代谢性酸中毒　　　　　　　　D. 代谢性碱中毒

　　E. 混合性酸碱失衡

　　17. 某病人血气结果如下：pH7.45，HCO_3^-32mmol/L，$PaCO_2$6.4kPa（48mmHg），他发生了何种酸碱失衡（　　　）

　　A. 呼吸性酸中毒　　　　　　　　B. 呼吸性碱中毒

　　C. 代谢性酸中毒　　　　　　　　D. 代谢性碱中毒

　　E. 混合性酸碱失衡

　　18. 某病人血气结果如下：pH7.42，HCO_3^-19mmol/L，$PaCO_2$3.87kPa（29mmHg），他发生了何种酸碱失衡（　　　）

　　A. 呼吸性酸中毒　　　　　　　　B. 呼吸性碱中毒

　　C. 代谢性酸中毒　　　　　　　　D. 代谢性碱中毒

　　E. 混合性酸碱失衡

　　19. 某病人血气结果如下：pH7.35，HCO_3^-32mmol/L，$PaCO_2$8.0kPa（60mmHg），他发生了何种酸碱失衡（　　　）

　　A. 呼吸性酸中毒　　　　　　　　B. 呼吸性碱中毒

　　C. 代谢性酸中毒　　　　　　　　D. 代谢性碱中毒

　　E. 混合性酸碱失衡

四、简答题

1. 简述 ICU 的收治对象。

2. 简述心率监测的临床意义。

3. 简述 CVP 监测的注意事项。

4. 简述 ICU 病区感染控制的措施。

五、病例分析

病例一

某钢铁厂工人，在空中作业时被运行中的钢锤撞伤右侧胸背部，碰撞后向前伏卧摔倒，脸部着地，昏迷。入院后初步诊断：创伤性休克、肝破裂、多发性肋骨骨折、右肺挫裂伤、肾挫伤、腰椎骨折、右胫骨开放性骨折、中度脑震荡。急诊紧急输血后，做剖腹探查、半肝切除术、肋骨复位固定、胸腔闭式引流、腹腔双套管引流，同时对右腿清创缝合，石膏固定牵引。术后送 ICU 进一步监护。

1. 如果你是 ICU 值班护士，你应该怎样来接诊？

2. 该病人的监护重点是什么？

病例二

男性病人，23 岁，双下肢挤压伤，神志尚清，表情淡漠，口渴，面色苍白，皮肤湿冷，脉搏 112 次 / 分，血压 12.0/8.0kPa（90/60mmHg），中心静脉压 0.39kPa（4cmH$_2$O）。毛细血管充盈迟缓。血气分析：pH7.30，HCO$_3^-$15mmol/L，BE-9mmol/L。

1. 该病人可能发生了什么问题？

2. 该病人的监护重点是什么？

病例三

患者男性 70 岁，既往有冠心病，因频发室性早搏而入住冠心病监护病室（CCU），在监护过程中，显示屏上突然出现心电图改变（见下图）。

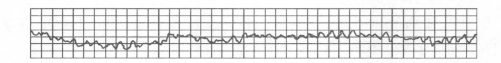

1. 病人心电图表现是什么？

2. 病人的心脏处于什么状态？

3. 如果你是目击者，应进行哪些基本生命支持急救措施？

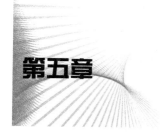

第五章

心搏骤停与心肺脑复苏

 学习目标

1. 掌握心搏骤停的概念与临床表现。
2. 掌握如何判断心搏、呼吸骤停。
3. 熟悉心搏骤停的病因和类型。
4. 掌握畅通气道的方法。
5. 掌握口对口人工呼吸的方法及注意事项。
6. 掌握胸外心脏按压的方法及注意事项。
7. 了解心肺复苏的药物。
8. 掌握电击除颤的方法及注意事项。
9. 熟悉复苏后器官功能监测及护理。

【学习内容提炼，涵盖重点考点】

第一节　心搏骤停的概述

（一）心搏骤停的概念

心搏骤停是指病人由于各种致病因素造成心脏有效泵血功能突然消失、周身血液循环停止、全身组织严重缺血缺氧的紧急状态。

（二）心搏骤停病因

导致心搏骤停的原因是多样的，在整体上可分为两大类。

1. 心源性心搏骤停

★冠状动脉粥样硬化性心脏病是猝死的最常见原因，急性心肌梗死、急性心肌炎、脑出血和脑血管栓塞等。

2. 非心源性心搏骤停

如溺水、电击、车祸、煤气中毒以及各种严重创伤，药物中毒或过敏、严重电解质与酸碱平衡失调、麻醉和手术中意外等。★以创伤最为常见。

（三）心搏骤停的类型

根据心搏骤停后的心电图变化，将心搏骤停分为心室颤动、心电 - 机械分离和心室停搏 3 种类型。

1. 心脏停搏心脏完全丧失收缩活动，呈静止状态，ECG 呈直线或偶见 P 波。

2. 心室颤动心室心肌呈不规则蠕动，但无心室搏出。ECG 上 ORS 波群消失，代之以不规则的连续的室颤波。★在心搏停止早期最常见，约占 80%。

3. 心电机械分离心脏有持续的电节律性活动，活动为缓慢、微弱、不规则的无效"收缩"。ECG 上间断宽而畸形，振幅较低的 QRS 波群。

虽然以上三种类型如无心电图检查，在临床上无法鉴别。但临床表现均为心脏无排血，初期处理基本相同。当心跳呼吸完全停止后，在一定的时间内生命器官的细胞还有代谢，称为临床死亡，此时急救得当尚有回生希望。一般认为大脑缺血缺氧超过 4～6 分钟，即可遭受不可逆的损伤。因此，要求呼吸心搏骤停后 4～6 分钟进行心肺复苏，避免脑细胞死亡。

★（四）心搏骤停的临床表现

1. 病人突然意识消失，或者手术病人手术区出血（特别是动脉性出血）停止，创面灰暗。

2. 大动脉（颈动脉或股动脉）搏动消失、心音消失。

3. 血压测不出。

4. 呼吸停止或呈喘息样呼吸。

5. 瞳孔散大，对光反射消失。

6. 面色发绀或苍白。

（五）呼吸、心搏骤停的临床判断

1. 病人有无自主呼吸　在保持病人气道开放条件下，救护者将耳部贴近病人口鼻，观察有无胸廓起伏动作，聆听有无呼气声并感觉有无气流。此项判断需在 3 ～ 5 秒内完成。

2. 有无意识　救护者轻拍并呼叫病人，若无反应即可判断为意识丧失。

3. 颈动脉搏动是否消失　以手指触摸病人喉结再滑向一侧，判断颈动脉有无搏动（即在此平面的胸锁乳突肌前缘的凹陷处）。*若清醒者意识突然丧失伴有大动脉搏动（颈动脉或股动脉）消失，即可判定为心搏骤停，应立即开始抢救，切不可因反复测量血压，听心音，观察瞳孔变化等而延误了抢救时机，并及时呼救以取得他人帮助。

【快速记忆】心跳呼吸骤停的判断为一看、二摸。一看为判断患者的意识是否丧失，二摸为摸动脉是否有搏动。

第二节　心肺脑复苏

*心肺脑复苏（cardiopulmonary cerebral resuscitation，CPCR）是指对心搏骤停病人采取的使其恢复自主循环和自由呼吸，并尽早加强脑保护措施的紧急医疗救治措施。目前将复苏工作分为 3 个阶段，基础生命支持（basic life support，BLS）；进一步生命支持（advanced cardiaclife support，ALS）和延续生命支持（prolonged life support，PLS）。

（一）基础生命支持（basic life support，BLS）

指当病人突然呼吸、心跳停止，在缺少器械、药品的现场，专业或非专业人员对病人实施心肺复苏，包括开放气道（airway）、人工呼吸（breath）和人工循环（circulation）3 部分，即 CPR 的 CAB 3 步骤。

1. C——人工循环　在初期复苏以*胸外心脏按压最为常用。

（1）胸外心脏按压方法

1）将病人就地平卧，背部垫一木板或平卧于地板上。

2）术者立于或跪于病人一侧。

3）沿季肋摸到剑突，胸骨中 1/3 与下 1/3 的交界处为按压点。

4）将一手掌根部置于按压点，另一手掌跟覆于前者之上。手指向上方翘起，两臂伸直，凭自身重力通过双臂和双手掌，垂直向胸骨加压，*使胸骨下陷大于 5cm，然后立即放松，但双手不离开胸壁，肘关节不能屈曲，使胸廓自行恢复原位。

5）如此反复操作，按压时心脏排血，松开时心脏再充盈，形成人工循环。按压与松开的时间比为 1：1 时心排血量最大。

*6）按压频率以大于 100 次 / 分（100～120 次 / 分）为佳。按压时要稳而有力，速度要均匀。

*7）无论单人复苏或双人复苏时，心脏按压 30 次进行口对口呼吸 2 次（30：2）。

8）抢救者完成 5 个 30：2 的按压、呼吸周期后再评价呼吸循环体征，如仍无呼吸循环体征，继续心肺复苏，如自主呼吸循环恢复，应将病人置于恢复体位。

（2）胸外心脏按压的注意事项

1）按压部位要准确：*胸骨中下 1/3 交界处。

2）姿势要正确。

3）按压力要均匀适度，下压深度为大于 5cm，按压放松时手掌不要离开原部位。

4）为避免按压时呕吐物反流至气管，病人头部应适当放低。

5）按压必须同时配合人工呼吸，比例为 30：2。

6）按压期间，密切观察病情，判断效果。*胸外心脏按压有效的指标是按压时可触及颈动脉搏动及肱动脉收缩压 ≥ 60mmHg。

2. A——开放气道

（1）安置病人体位：仰卧在坚实的平面上或硬板床，头、颈应与躯干保持在同一平面上。

（2）去除气道异物。

（3）畅通气道：包括推额举颏法、推额抬颈法、双手提颌法。注意，颈部有外伤者只能采用双手托颌法开放气道较安全，不宜采用仰头举颏法和仰头抬颈法，以避免进一步脊髓损伤。

3.B——人工呼吸　★口对口人工呼吸是最简单、有效的办法。

（1）进行人工呼吸前的注意事项

1）清除病人口、鼻内的泥、痰、呕吐物等，如有义齿亦应取出，以免义齿脱落坠入气管。

2）解开病人衣领、内衣、裤带、乳罩，以免胸廓受压。

3）仰卧人工呼吸时必须拉出病人舌头，以免舌头后缩阻塞呼吸。

4）检查病人胸、背部有无外伤和骨折，女性有无身孕，如有，应选择适当姿势，防止造成新的伤害。

5）除房屋倒塌或病人处于有毒气体环境外，一般应就地做人工呼吸，尽量少搬动。

（2）口对口吹气的方法：在保持气道开放的同时，抢救者用压在病人前额的手的拇指和示指捏住病人的鼻孔，以防吹气时气体从鼻孔溢出。同时，深呼吸再深吸一口气后，用双唇包严病人的口唇，以防漏气，然后缓慢而持续地将气体吹入。连续进行两次充分吹气。第一次吹气完毕，应抬起嘴，手松开鼻，并侧转头吸入新鲜空气，同时观察病人胸部。如果吹气有效，病人胸部会膨起，并随着气体的排出而下降。然后再做下一次吹气。吹气频率，成人 10 ～ 12 次 / 分，儿童 18 ～ 20 次 / 分，婴幼儿 30 ～ 40 次 / 分。每次吹气时间应持续 2 秒以上。吹气量为 500 ～ 700ml。若吹气量少则通气不足，但若吹气量过大、流速过多过快，会使空气进入胃部引起胃膨胀，导致呕吐、误吸。

（3）口对鼻法：口对鼻吹气一般用于不适宜口对口吹气的情况下。

（二）进一步生命支持

指在对呼吸心跳停止病人进行初步复苏后，运用专业救护设备和急救技术，建立并维持有效的通气和血液循环，继续进一步的生命救护。包括 DEF 步骤：D——药物或病因治疗；E——心电监测；F——除颤。

1.D——药物或病因治疗

（1）给药途径：心肺复苏时常用给药途径有 3 种：静脉给药、气管内给药和心内注射。

★首选静脉给药。

（2）常用复苏药物

心脏复苏药物：

*1）肾上腺素是心脏复苏的首选药，能增强心传导系统的自律性和心脏收缩力，并能使心室纤颤由细颤转为粗颤，使粗颤效果较好，常用剂量 1mg 静脉或气管内给药，必要时每 5 分钟可重复一次。

2）阿托品可解除迷走神经对心脏的抑制作用，提高窦房结的兴奋性，促使房室传导，从而使心率加快，对心动过缓有较好疗效，常用剂量为 0.5～1mg，静脉给药。

*3）利多卡因是抗心律失常首选药，能抑制心室的异位激动，有治疗室颤作用，用量为 1～1.5mg/kg，静脉给药。

*4）碳酸氢钠是纠正代谢性酸中毒的首选药物，同时进行有效通气，以免二氧化碳蓄积。

5）氯化钙。

6）*多巴胺是常用呼吸兴奋剂。常用呼吸复苏药物：洛贝林、回苏林、咖啡因等，其用量视病情而定，采用静脉给药。上述药物在心跳未恢复前不宜应用，因中枢神经系统处于严重缺氧状态，用呼吸兴奋药可能加速中枢衰竭。

2. E——心电监测　使用心电监护仪或除颤心电示波器做持续心电监测，及时发现心律失常。

3. F——除颤　心室纤颤占院前心脏骤停病人的 2/3。对继发于室颤的心脏停搏，及时有效的电除颤是复苏成功的关键。*成人首次电击，双相波可选用 200J，如不成功，在 30 秒可重复电击，并可提高电击能量，每次可增加电击量 50～100J，但最大不超过 360J。*单相波首次电击选用 360J。

（三）延续生命支持

复苏后生命支持，又译为持续生命支持（PLS），是指脑保护、脑复苏及复苏后疾病的防治。内容包括 GHI 步骤：G——评估心搏骤停的原因和评价可治的原因；H——低温疗法；I——重症监护。

*（四）心肺复苏有效指征

大动脉出现搏动；收缩压在 60mmHg 以上；散大的瞳孔缩小，对光有反应；发绀减退，面色转红；自主呼吸恢复；神志渐清。

第三节　脑复苏及复苏后处理

心搏呼吸骤停引起脑损伤的基本病理是脑缺氧和脑水肿。因此，减轻脑水肿是复苏后处理的重点之一。

（一）脑复苏

1. 降温低温可降低脑代谢，减少耗氧量，使大脑对缺氧的耐受增强。体温每降低1℃可使氧耗率下降约6%。物理降温前先用降温辅助药物，如丙嗪类药、硫喷妥钠或巴比妥类以防寒战反应；然后带冰帽，重点对脑部降温，再在颈部、腋窝、腹股沟等处置冰袋；★使体温降至35～32℃，肌张力松弛，且呼吸血压平稳为准，降温需持续至神智恢复。复温时先逐步撤除冰袋，待体温恢复1～2天后再停用辅助降温药。

★2. 脱水疗法使用脱水剂降低脑水肿，常用20%甘露醇或25%山梨醇，每次200～250ml静脉快速滴入，★一般在15～30分钟内滴完，根据需要每6小时可以重复应用。

3. 激素治疗糖皮质激素可降低毛细血管通透性，稳定溶酶体膜，对减轻脑水肿和保护脑细胞有效。

4. 改善脑细胞代谢药治疗可用脑活素、能量合剂等。

5. 高压氧治疗给病人使用2～3个大气压的高压氧，有利于脑细胞供氧。

6. 镇静解痉如有抽搐会增加耗氧，可用地西泮、苯巴比妥钠或冬眠1号半量肌内注射。当有癫痫发作时应用苯妥英钠静脉滴注。

（二）复苏后的治疗和护理

1. 保持呼吸功能及氧疗法。

2. 维持有效的循环　循环功能稳定，能保证正常的心脑灌注量。扩容，纠正紊乱，维持血压在略高水平。

3. 防治肾衰竭　最有效的预防方法是维持循环稳定，保持肾的灌注量。

4. 处理原发疾病。

5. 预防并发症。

【模拟试题测试，提升应试能力】

一、名词解释

1. CPCR　2. BLS　3. ALS　4. PLS　5. 心脏骤停

二、填空题

1. CPR 的三步骤是_____、_____、_____。

2. 常用畅通气道的三方法是_____、_____和_____。

3. 电除颤电功率成人首次电击可选用_____，最高不能超过_____。

4. 对成人施行胸外按压，其按压的部位为_____；下压深度为_____；按压的频率为_____。

5. 心脏按压必须同时配合人工呼吸，按压：呼吸 =_____。

6. 口对口人工呼吸时，如急救者只人工呼吸，那么对成人通气频率为_____；儿童为_____；婴儿为_____。

7. CPCR 三阶段为_____、_____、_____。

三、选择题

（A1 型题）

1. 兴奋呼吸中枢的药物是（　　　）

A. 洛贝林

B. 肾上腺素

C. 麻黄碱

D. 阿托品

E. 利多卡因

2. 胸内心脏按压心搏骤停后最容易发生继发性病理改变的是（　　　）

A. 肺水肿

B. 急性肾衰竭

C. 急性肝坏死

D. 脑缺氧和脑水肿

E. 心肌缺氧性损伤

3. 若为单人对病人进行口对口人工呼吸，下列哪项不妥（　　　）

A. 首先清除呼吸道分泌物和异物，保持通畅

B. 病人平卧，解开衣领腰带，一手托起病人的下颌，一手捏紧鼻孔，使头后仰

C. 术者深吸气，紧贴病人口，用力吹气

D. 成人 22～24 次 / 分

E. 成人吹气量为 500 ~ 700ml

4. 循环骤停进行复苏时的首选药物是（　　　）

A. 肾上腺素　　　　　　　　B. 阿托品

C. 多巴胺　　　　　　　　　D. 利多卡因

E. 碳酸氢钠

5. 对成人施行胸外心脏按压，按压频率为（　　　）

A. 60 次 / 分　　　　　　　　B. 100 次 / 分

C. 140 次 / 分　　　　　　　D. 150 次 / 分

E. 160 次 / 分

★6. 实施胸外心脏按压正确是（　　　）

A. 胸骨上端，下陷 4cm　　　B. 心前区，下陷 3cm

C. 胸骨中段，下陷 6cm　　　D. 胸骨下端，下陷 5cm

E. 左侧肋缘下，下陷 7cm

7. 以下哪项不是现场判断心跳呼吸骤停的方法（　　　）

A. 保持病人气道开放的前提下，将耳部贴近病人口鼻，听呼吸音

B. 轻拍并呼叫病人

C. 听心音

D. 摸颈动脉

E. 观察有无胸廓起伏

8. 以下哪种心电图表现在心搏骤停病人中最常见（　　　）

A. 心室颤动　　　　　　　　B. 心室停顿

C. 电－机械分离　　　　　　D. 房颤

E. 室速

9. 关于冬眠疗法的护理，哪一项是错误的（　　　）

A. 不宜翻身和移动体位　　　B. 体温不低于 33℃

C. 保持水、电解质平衡　　　D. 严密观察生命体征

E. 复温时先停冬眠，后撤降温

10. 心肺复苏首选给药途径是（　　　）

A. 肌内注射　　　　　　　　B. 静脉注射

C. 动脉注射　　　　　　　　D. 气管内注射

E. 心内注射

11. 以下哪项是导致心搏骤停最常见的原因（   ）

A. 冠心病   B. 低温

C. 高钾   D. 麻醉意外

E. 窒息

12. 以下哪项是基础生命支持的内容（   ）

A. 补充血容量   B. 复苏用药

C. 保护脑细胞   D. 人工呼吸和心脏按压

E. 低温疗法

13. 心脏骤停简便可靠的依据是（   ）

A. 突然意识丧失，颈动脉无搏动

B. 无心音

C. 瞳孔散大

D. 无血压

E. 无自主呼吸题

14. 口对口人工呼吸时正确的是（   ）

A. 头部抬起，托起下颌   B. 吹气要看到胸廓抬起

C. 吹气次数要超过 20 次 / 分 D. 呼气时捏闭鼻孔

E. 无效时改用器械人工呼吸

15. 心脏复苏目前常用的三联药是（   ）

A. 肾上腺素、去甲肾上腺素、异丙基肾上腺素

B. 利多卡因、乳酸钠、异丙基肾上腺素

C. 异丙基肾上腺素、阿托品、肾上腺素

D. 阿托品、去甲肾上腺素、乳酸钠

E. 肾上腺素、阿托品、利多卡因

16. 纠正代谢性酸中毒的首选药是（   ）

A. 乳酸钠   B. 去甲肾上腺素

C. 稀盐酸   D. 碳酸氢钠

E. 生理盐水

17. 脑复苏，静脉滴注 250ml 甘露醇的所用时间应是（   ）

A. 15 ～ 30 分钟   B. 30 ～ 45 分钟

C. 45 ～ 60 分钟   D. 60 ～ 90 分钟

E. 90 ～ 120 分钟

（A2 型题）

18. 病人，男性，30 岁，高空作业时不慎跌落，意识丧失，心音消失，脉搏触不到，在对其进行开放气道时应采取（　　）

    A. 托颌法　　　　　　　　　　　B. 仰头举颏法

    C. 抬颏法　　　　　　　　　　　D. 举颌法

    E. 按额托颈法

19. 病人，女性，34 岁，护士巡视时发现其突然意识丧失伴抽搐，呼吸断续，瞳孔散大，大小便失禁，该病人可能属于（　　）

    A. 生物学死亡　　　　　　　　　B. 脑死亡

    C. 心脏骤停　　　　　　　　　　D. 终末事件

    E. 临床死亡

20. 病人，男性，不慎触电后倒地。脱离电源后并呼唤病人无反应。判断该病人心跳骤停的快捷方法是（　　）

    A. 听心音　　　　　　　　　　　B. 触颈动脉搏动

    C. 观察瞳孔反应　　　　　　　　D. 观察胸廓起伏

    E. 测量血压

（A3/A4 型题）

（21 ～ 24 题共用题干）

21. 病人，男性，50 岁，突然意识丧失，血压测不清，颈动脉搏动消失，住院心电图监测为心室颤动，此时应采取最有效的治疗是（　　）

    A. 心脏按压　　　　　　　　　　B. 非同步直流电复律

    C. 静脉注射利多卡因　　　　　　D. 心脏按压

    E. 静脉注射肾上腺素

22. 该病人采用非同步直流电复律，双向波首次电击量是（　　）

    A. 50J　　　　　　　　　　　　B. 100J

    C. 150J　　　　　　　　　　　D. 200J

    E. 360J

23. 心肺复苏基础生命支持的内容包括（　　）

    A. 保持呼吸道通畅、恢复循环、脑复苏

    B. 人工呼吸、恢复循环、药物治疗

C. 开放气道、恢复循环、药物治疗

D. 保持气道通畅、人工呼吸、电除颤

E. 恢复循环、开放气道、人工呼吸

24. 该病人复苏初步成功的标志包括（　　　　）

A. 收缩压在 50mmHg 以上　　　　　　B. 神智恢复

C. 面部发绀　　　　　　　　　　　　D. 瞳孔散大

E. 收缩压在 60mmHg 以上

四、简答题

1. 如何判断呼吸、心搏骤停？

2. 简述进行人工呼吸前的注意事项。

3. 简述 CPCR 三部分九步骤。

4. 简述胸外心脏按压的方法。

5. 简述胸外心脏按压的注意事项。

6. 简述心肺复苏有效指征。

五、病例分析

病例一

男性，48 岁，神志突然消失，无呼吸动作，颈动脉未扪及。

问：当班护士发现后应如何反应？

病例二

女性，52 岁，因心悸入院，测血压 90/60mmHg，查心电图为室颤。

1. 应立即采取哪些抢救措施？

2. 如抢救成功，还应进一步采取什么措施？

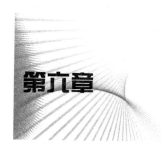

第六章

休克病人的救护

 学习目标

1. 了解休克的病因分类与病理生理。
2. 掌握维持有效循环血量的因素。
3. 熟悉休克的临床表现及治疗原则。
4. 掌握休克的护理评估要点。
5. 掌握休克的护理措施。

【学习内容提炼，涵盖重点考点】

第一节　休克的概述

（一）休克的概念

休克（shock）是指机体在各种致病因素侵袭下引起的以有效循环血量锐减、微循环灌注不足、细胞代谢紊乱及主要脏器损害所产生的一种危急综合征。其特征为皮肤苍白、湿冷、发绀、血压下降、脉搏细速、少尿，甚至出现神志障碍。

（二）临床类型

临床上的休克类型有：低血容量性休克、感染性休克、神经源性休克、过敏性休克、心源性休克，*外科最常见的是低血容量性休克和感染性休克。

1. 低血容量性休克系由于大量出血（如内出血或外出血）、失水（如严重呕吐、腹泻、大汗）、丢失血浆（如大面积烧伤）等原因，引起血容量急剧减少所致。其中，失血性休克的发生取决于出血的速度和量。若短时间内失血量超过血容量的 20%，即可引起休克，出血量大则往往导致死亡。

2. 感染性休克常系多种致病微生物的严重感染导致。脓毒症休克发病机制复杂，目前认为内毒素是引起脓毒症休克的主要因素。

3. 过敏性休克由于机体对某种变应原产生特异性变态反应所致，属 IgE 介导的 I 型变态反应。

4. 神经源性休克因外伤、剧痛、脑脊髓损伤等引起。由于神经作用使血管运动中枢功能受到抑制，引起周围血管扩张，有效循环血量相对不足。

5. 心源性休克常见于急性心肌梗死、严重心率失常、急性心肌炎、心脏压塞等，由于心脏泵血功能不全，心输出量急剧减少，有效循环血量和灌注量锐减所致。

（三）维持有效循环血量的因素

*维持有效循环血量取决于 3 个因素：①充足的血容量；②有效的心搏血量；③适宜的周围血管张力。以上 3 个因素只要有一个出现障碍，超出机体代偿能力，均可引起有效循环血量急剧下降而导致休克。

（四）休克发展过程中微循环的变化及内脏器官继发性损害

1. 休克发展过程中微循环的变化　各种不同类型休克共同的病理生理特征：有效循环血量锐减、微循环灌注不足。微循环是指微动脉与微静脉之间的微细循环，由微动脉、后微动脉、毛细血管前括约肌、真毛细血管、微静脉及动静脉短路、直捷通路组成，分布在全身各个脏器和组织，其功能状态直接影响组织细胞的营养、代谢和功能。现以低血容量性休克为例，介绍休克病理生理变化的分期以及每期的特点。

（1）微循环收缩期（休克早期）：微循环在各种激素作用下使循环血流重新分布，微循环"少进少出"，以保证重要器官的供血。

（2）微循环扩张期（休克期）：当休克加重时，微循环内血量减少，组织和细胞严重缺氧，释出组胺使毛细血管前括约肌松弛，后微动脉和微静脉扩张，血管床容量增大，血液滞留在微循环内，回心血量减少，微循环"多进少出"，毛细血管血液淤滞。

（3）微循环衰竭期（休克晚期）：滞留在微循环内的血液黏稠度增加和酸性血液的高凝特性，使红细胞和血小板容易发生凝集，在毛细血管内形成微血栓，出现弥散性血管内凝血，微循环"不进不出"，细胞缺氧更加严重，最终可引起广泛组织损害，甚至多器官功能受损。

2. 内脏器官继发性损害

（1）肺脏：由于低灌注和缺氧，氧弥散障碍，通气/血流比例失调，表现为进行性呼吸困难，临床称之为"休克肺"。

（2）肾脏：休克时肾内血流重新分布，主要转向肾髓质，结果导致肾皮质血流量锐减，肾小管上皮细胞大量坏死，引起急性肾衰竭，表现为少尿、无尿。

（3）心脏：由于心率过快，冠状动脉灌流量减少，心肌因缺血缺氧而受损。严重时可导致心功能衰竭。

（4）肝脏及胃肠：由于肝细胞缺血、缺氧，肝的解毒及代谢能力减弱，加重代谢紊乱及酸中毒，出现黄疸、转氨酶升高，严重时可发生肝性脑病；胃肠道缺血、缺氧，引起黏膜糜烂出血，肠黏膜屏障功能受损。

（5）脑：休克晚期，持续性的血压下降，使脑灌注和血流量下降，出现脑缺血缺氧。脑缺氧和酸中毒，毛细血管周围胶质细胞肿胀，血管壁通透性升高，血浆外渗，继发脑水肿和颅内压增高。患者则常出现神志淡漠、昏迷等脑功能障碍的表现。

第二节　休克患者的护理

（一）护理评估

1. 健康史

（1）了解有无引起休克的致伤因素如大量出血和体液散失；严重感染；过敏性休克。

（2）了解休克发生的时间、程度、经过、伴随症状以及发病后的救治情况。

2. 身体状况

★（1）病情观察

1）神志：是否清楚，有无躁动不安、表情淡漠。

2）血压：是诊断休克的主要指标。如收缩压< 80mmHg，或高血压患者收缩压下降至原来平均水平30%以下，脉压< 20mmHg，并有组织灌流减少的其他表现即可诊断为休克。收缩压稳定在> 90mmHg，脉压> 30mmHg；有高血压的患者血压稳定在比原来收缩压约低30mmHg的水平；脉率< 100 次/分，搏动有力，提示血容量已补足。

3）脉搏：应注意其速率、强度及是否规则等。

4）呼吸：应注意速率、节律及有无代谢性酸中毒引起的呼吸变化。

5）皮肤：注意温度、湿度、颜色、充实感。四肢湿冷是周围血管阻力改变的线索。

6）黏膜：注意颜色、潮湿度。

7）甲床：观察颜色、毛细血管再充盈情况。

8）周围静脉：塌陷或充盈。

9）颈静脉：塌陷或充盈。

10）尿量及比重：每小时记录尿量，尿量变化可作为了解内脏灌注的线索，也是反映患者微循环效能的主要指标。如尿量> 30ml/ 小时，表示肾脏血液灌注良好。如尿量< 25ml/ 小时，比重增加，说明肾血管收缩未解除或血容量仍不足。

11）实验室及其他检查：血、尿、便常规，血型，CO_2CP，血清电解质，血肌酐，BUN，红细胞压积，血气分析，血氧饱和度，心电图，胸部X 线等。

（2）病情监测

★1）中心静脉压（CVP）监护：★中心静脉压代表上、下腔静脉进入右心房处的压力变化，可反映全身血容量与右心功能的关系。CVP 正常值：5 ～ 12cmH_2O。

①当中心静脉压低于5cmH_2O，提示有效血容量不足，可快速补液或补血浆，直至中心静脉压升至5 ～ 12cmH_2O。

②当中心静脉压高于15cmH_2O，应考虑有心功能不全的可能。需采用增加心肌收缩力的药物如毛花苷C 或多巴酚丁胺，并严格控制入量。

③中心静脉压高于 20cmH$_2$O，提示有明显的心力衰竭，且有发生肺水肿可能，应暂停输液或严格控制输液速度，并给予速效洋地黄制剂和利尿药或血管扩张剂。

④低中心静脉压也可见于败血症、高热等所致的血管扩张。

CVP 动态变化是判断、观察、治疗休克的一项重要指标。判断病情时，应与动脉压结合起来分析，见表 6-1。

*表 6-1 中心静脉压、血压与补液关系

CVP	BP	原因	处理原则
低	低	血容量严重不足	充分补液
低	正常	血容量不足	适当补液
高	低	心功能不全或血容量相对过多	给强心药，纠正酸中毒，舒张血管
高	正常	容量血管过度收缩	舒张血管
正常	低	心功能不全或血容量不足	补液试验

补液实验：取等渗盐水 2500ml，于 5～10 分钟内快速静脉输入，如血压升高，而 CVP 不变，提示血容量不足；若血压不变，而 CVP 升高，则提示心功能不全

2）右心房压（RAP）：正常值为 2～6mmHg。升高见于右心衰竭、三尖瓣狭窄或关闭不全、缩窄性心包炎、心包积液、心肌病、肺动脉高压；降低反映血容量不足。

3）肺动脉压（PAP）：正常值为 15～30/6～12mmHg，平均压为 10～20mmHg。升高见于左心衰竭、二尖瓣狭窄或关闭不全、肺心病、肺栓塞、左向右分流型先天性心脏病；血容量不足和肺动脉瓣口狭窄则下降。

4）肺毛细血管楔压（PCWP）：正常值为 6～12mmHg，可较好地反映左心房平均压及左心室舒张末压。升高见于左心衰竭、心源性休克、二尖瓣狭窄、二尖瓣关闭不全、左心室顺应性下降和血容量过多；当血容量不足时则降低。

5）心排血量（CO）：是指心脏每分钟泵出的血量，正常值为 4～6L/分。是左心功能最重要的指标。临床上多采用心脏指数（CI）来估计心脏的泵血功能。心脏指数降低时可见于组织、器官灌注不足；低于 2.2L/（分·m^2）时见于心源性休克。

6）血气分析：动脉血的氧分压（PaO$_2$）、二氧化碳分压（PaCO$_2$）、酸碱

度（pH）、血浆二氧化碳总量（TCO_2）及血液氧饱和度（SaO_2）等指标，为休克患者酸碱平衡状况和血氧、二氧化碳水平提供判断依据。

7）休克指数：休克指数对低血容量性休克的判断有参考价值。计算公式：休克指数＝脉率／收缩压，正常值为 0.5。休克指数＞ 1.0 ～ 1.5 表示有休克，休克指数＞ 2.0 为严重休克。

3.病情判断

★（1）休克各期的临床表现

1）休克早期：病人神志清楚，烦躁不安，皮肤苍白，四肢湿冷，心率和呼吸增快，血压正常，舒张压有时可升高，脉压减小，尿量正常或减少。此期为时较短，但如能及时处理，休克较易纠正，否则将继续发展进入休克期。

2）休克期：病人表情淡漠，反应迟钝，皮肤发绀，四肢厥冷，脉搏加快，血压下降，脉压缩小，尿量减少。如病人还得不到救治则进入到休克晚期。

3）休克晚期：病人昏睡或昏迷，呼吸急促或潮式呼吸，脉搏细弱或摸不清，血压很低或测不到，尿少或无尿，皮肤黏膜出现瘀点瘀斑。病人此时已发展到弥散性血管内凝血阶段。表现为广泛出血、严重酸中毒以及心、肺、肾、脑等重要脏器功能衰竭，甚至死亡。

★（2）休克的程度估计：临床上常将休克分为轻、中、重三度，见表6-2。

表 6-2   休克的程度估计

项目	早期（轻度）	中期（中度）	晚期（重度）
血压	收缩压正常或稍高，舒张压升高，脉压缩小	收缩压为 70 ～ 90mmHg，脉压小	收缩压 <70mmHg 或测不到
脉搏	快（80 ～ 100 次 / 分）强	快（100 ～ 120 次 / 分）弱	速而细弱或摸不清
呼吸	快（16 ～ 25 次 / 分）深	快（25 次 / 分）浅	窘迫、不规律
意识	清楚或烦躁不安	表情淡漠	模糊或昏迷
皮肤色泽	开始苍白	苍白到发绀	发绀、瘀斑
肢端温度	正常，发凉	湿冷	厥冷
尿量	正常或略少	少尿	0 ～ 15ml

（二）护理问题

1.体液不足（心输出量减少、组织灌注量改变）与大量失血、失液有关。

2.气体交换受损 与微循环障碍、肺泡与微血管间气体交换减少有关。

3. 体温调节紊乱　与细菌感染、组织灌注不足有关。

4. 焦虑 / 恐惧　与病情危重、担心预后有关。

5. 有受伤的危险　与烦躁不安、意识不清、疲乏无力等有关。

6. 潜在并发症　感染、压疮、MODS。

（三）休克紧急处理的基本原则

1. 全面检查，持续生命体征监测（心电、呼吸、血压、血氧饱和度监测）。

2. 保持呼吸道通畅，吸氧，必要时进行机械通气。

3. 迅速建立 2 条静脉通道，扩充血扩容，恢复有效循环血量。

4. 密切观察并记录尿量，必要时，测量中心静脉压（CVP）。

5. 积极处理原发病因。纠正水、电解质紊乱及酸中毒。

6. 给予止血、镇痛等对症治疗，防止休克的加重。*止血治疗和补充血容量是治疗与抢救失血性休克首要的中心环节。

7. 在使用抗生素之前送血培养、做抗生素敏感试验。

8. 药物治疗：恢复血容量治疗无效时，用周围血管扩张药降低周围血管阻力；如动脉压低、中心静脉压高，应使用强心药物；一般不采用收缩血管药物（除非与 α 受体阻滞药物合用）；在休克原因不明但血压甚低的危急情况下可静脉注射多巴胺、间羟胺。

（四）*治疗要点

急救时给予吸氧，采用平卧位或中凹位，注意保暖，但不要体表局部加温；补充血容量是抗休克的基本措施；积极处理原发病，这是抗休克的根本措施；根据具体情况采用血管活性药物，纠正酸中毒、抗凝以及糖皮质激素的使用。

*（五）休克患者的护理措施

包括补充血容量，改善组织灌注等。其具体护理措施如下：

（1）补充血容量　迅速补充有效循环血容量，是纠正休克的最根本措施

1）建立静脉通路：迅速建立 2 条静脉输液通道。一个通道用于快速扩容，另一处通道用于给予抗生素或血管活性药等药物。有条件者，可安置深静脉导管。在紧急情况下，也可做静脉切开加压输液；如静脉穿刺困难时，

应立即行中心静脉插管，可同时监测 CVP。

2）合理补液：扩容一般先快速输入晶体液后再输胶体液，首选平衡盐。参考中心静脉压、血压与补液关系（见表 6-1）。

3）记录 24 小时出入量。

4）严密观察病情变化：每 15 ~ 30 分钟监测一次生命体征、心电图、血氧饱和度等。

5）输液速度：一般原则是先快后慢，心功能不全时应控制输液速度，避免发生或加重肺水肿和心力衰竭。低血容量性休克和创伤性休克患者，血容量明显不足，输液速度要快，首先在 30 分钟内快速输入 1000 ~ 2000ml 平衡盐液，然后输入 500ml 胶体；若休克不好转，可再快速输入平衡盐液 1000ml。若血压仍不回升，应及时输入全血或成分输血。

6）判定补液量是否足够可参考下述标准：收缩压正常或接近正常，脉压＞ 30mmHg；中心静脉压升高达 12cmH$_2$O；尿量≥ 30ml/ 小时；临床征象好转，如神志清楚，皮肤、黏膜红润温暖等。

（2）改善组织灌注

1）休克体位：病人头和躯干抬高 20°～ 30°，下肢抬高 15°～ 20°，即中凹位，可增加回心血量，是休克患者的首选体位。

2）使用抗休克裤。

3）应用血管活性药物：应用血管扩张剂前应补足血容量，使用时从低浓度、慢速度开始，控制滴速，严防药物外渗。

4）遵医嘱给予强心剂。

（3）保持呼吸道通畅

1）保持呼吸道通畅，并给予吸氧；观察呼吸形态。

2）注意清除呼吸道分泌物，保持呼吸道通畅，避免误吸、窒息。

3）协助病人咳嗽、咳痰，病情许可时，每 2 小时翻身、拍背 1 次。

（4）预防感染：严格无菌操作，遵医嘱应用抗生素。

（5）调节体温：密切观察体温变化，注意保暖，适当加盖棉被、毛毯，但不要体表局部加温。如高热，首选物理降温。

（6）保护患者：预防意外损伤。

（7）做好心理护理：减轻患者及家属的焦虑。做每项操作时给予患者和家属简单的解释，在操作过程中给予情感支持，并及时告知检查结果。

（8）原发病治疗

1）失血性休克还应积极进行有效的止血治疗。

2）脓毒性休克应使用有效的抗菌药物控制感染。

3）心源性休克主要治疗是经皮血管成形术。

4）过敏性休克还需立即脱离过敏原。

5）外伤做好术前准备和手术。

（9）病情监测与护理：在休克患者的抢救过程中，应随时评估：

1）患者的神志状态、面色、四肢温度、皮肤黏膜的颜色及湿度，瞳孔、颈静脉及周围静脉的充盈情况，监测血压、脉搏、呼吸、尿量和比重并做好记录。

2）放置测量 CVP 及肺毛细血管楔压装置的患者也应定时测量并做好记录，以此来估计组织灌注情况及病情变化。

3）还应进行并发症的观察，因休克患者常死于并发症。休克肺、心功能衰竭与肾衰竭常是引起死亡的三大并发症，应密切观察、及早处理。

【 模拟试题测试，提升应试能力 】

一、名词解释

1. 休克　2. 有效循环血量

二、填空题

1. 维持有效循环血量取决于＿＿＿＿＿＿、＿＿＿＿＿＿、＿＿＿＿＿＿。

2. 中心静脉压的正常范围是＿＿＿＿＿＿。

三、选择题

（**A1 型题**）

1. 各型休克的共同特点是（　　　）

A. 血压降低　　　　　　　　　B. 脉压差减小

C. 有效循环血容量锐减　　　　D. 尿量减少

E. 中心静脉压下降

2. 休克病人在补足液体后，中心静脉压正常，但血压仍偏低，可考虑给予（　　　）

A. 强心剂　　　　　　　　　　B. 血管收缩剂

C. 大剂量肾上腺皮质激素　　　D. 血管扩张剂

E. 补液实验

3. 有效循环血容量是指（　　　）

A. 全身总血容量

B. 维持正常代谢的血容量

C. 单位时间内通过心血管系统的血容量

D. 包括储存于肝、脾和骨髓内的血容量

E. 包括停滞于毛细血管的血容量

4. 休克病人应用血管扩张剂前，应掌握的原则是（　　　）

A. 测量血压　　　　　　　　　B. 测量尿量

C. 控制输液　　　　　　　　　D. 补足血容量

E. 测量中心静脉压

5. 休克微循环淤血期时，微循环灌流的特点（　　　）

A. 少灌少流，灌少于流　　　　B. 少灌少流，灌多于流

C. 少灌多流，灌少于流　　　　D. 多灌少流，灌多于流

E. 不灌不流，血流停止

6. 休克指数的判断正确的是（　　　）

A. ＞0.5 克表示有休克，＞1.0 为严重

B. 0.5~1.5 表示有休克，＞1.5 为严重休克

C. 1.0~1.5 表示休克，＞1.5 为严重休克

D. ＞1.0~1.5 表示有休克，＞2.0 为严重休克

E. ＞1.5 表示有休克，＞2.0 为严重休克

7. 少尿或无尿期补液原则是（　　　）

A. 越少越好　　　　　　　　　B. 越多越好

C. 量出为入，宁少勿多　　　　D. 量出为入，宁多勿少

E. 每日定量输入

8. 休克患者微循环收缩期是指临床的（　　　）

A. 休克代偿期　　　　　　　　B. 休克抑制期

C. 休克失代偿期　　　　　　　D. DIC 期

E. 继发性损害期

9. 最简单反映体液量是否补足的指征是（　　　）

A. 血压、脉搏　　　　　　　　B. 尿量及其比重

C. 口唇黏膜　　　　　　　　　D. 皮肤弹性

E. 精神状态

10. 体液不足的纠正治疗，经计算所得的补水量，第一天应（　　　）

A. 一次补完

B. 先补充 1/3，再加日生理需要量 2000ml

C. 先补充 1/4，再加日生理需要量 2000ml

D. 先补充 1/2，再加日生理需要量 2000ml

E. 先补充 2/3，再加日生理需要量 2000ml

11. 成人休克患者经治疗后尿量稳定在 30ml/ 小时以上，提示（　　　）

A. 休克好转　　　　　　　　　B. 血容量仍不足

C. 肾血液灌流量不足　　　　　D. 肾血管收缩仍存在

E. 已发生急性肾衰竭

12. 休克护理措施中错误的是（　　　）

A. 仰卧中凹位　　　　　　　　B. 常规吸氧

C. 热水袋保暖　　　　　　　　D. 观察每小时尿量

E. 每 15 分钟测血压、脉搏 1 次

13. 失血性休克补充血容量应首先使用（　　　）

A. 清蛋白　　　　　　　　　　B. 血浆

C. 全血　　　　　　　　　　　D. 10% 葡萄糖溶液

E. 平衡盐溶液

14. 休克患者在抗休克治疗补充足够液体后，血压仍偏低，CVP 正常，应给予的药物是（　　　）

A. 强心药物　　　　　　　　　B. 血管收缩药

C. 血管扩张药　　　　　　　　D. 大量皮质激素

E. 利尿剂

15. 休克代偿期的临床表现是（　　　）

A. 表情淡漠　　　　　　　　　B. 四肢厥冷

C. 脉压小，尿量减少　　　　　D. 血压下降，脉搏细致

E. 皮肤黏膜出现紫斑

16. 挤压综合征可发生的休克类型是（　　　）

A. 低血容量性休克　　　　　　　　　　B. 感染性休克

C. 心源性休克   D. 神经性休克

E. 过敏性休克

17. 某休克病人的中心静脉压为 1.57kPa（16cmH_2O），血压在正常范围内，可首先考虑应用（   ）

A. 强心药   B. 血管收缩剂

C. 降压药   D. 血管扩张剂

E. 碳酸氢钠

18. 某休克病人经补液后血压仍很低，中心静脉压不高，在 5 分钟内经静脉输入等渗盐水 250ml，发现血压升高，而中心静脉压不变，提示（   ）

A. 心功能不全   B. 血容量过多

C. 血容量不足   D. 血管张力过高

E. 容量血管收缩过度

19. 休克代偿期不同于休克期的主要表现是（   ）

A. 脉压差小于 40mmHg   B. 尿量少

C. 脉搏快   D. 血压不降

E. 出冷汗

20. 休克的监护指标中，中心静脉压主要反映（   ）

A. 微循环状况   B. 相对血容量

C. 左心功能   D. 肺循环状况

E. 氧合情况

21. 判断休克患者微循环补足最简单的指标是（   ）

A. 血压   B. 脉搏

C. 呼吸   D. 神志

E. 尿量

22. 治疗与抢救失血性休克首要的中心环节是（   ）

A. 应用血管活性药物   B. 应用纠酸药物

C. 止血治疗和补充血容量   D. 应用肾上腺皮质激素

E. 应用肝素防治 DIC

23. 患者，男性，62 岁，因"重症肺炎休克型"收入院治疗。入院后，护士应指导患者采取的卧位是（   ）

A. 平卧位   B. 侧卧位

C. 半卧位 D. 头低脚高位

E. 头部和足部均适当抬高

24. 一休克患者血容量基本补足后，尿量仍然少于 25ml/ 小时。应考虑
（　　　）

A. 心功能不全 B. 肺功能不全

C. 肾功能不全 D. 血容量不足

E. 抗利尿激素分泌过多

25. 患者，男性，36 岁，车祸后送急诊，临床高度怀疑 "骨盆粉碎性骨
折、失血性休克"。急诊护士的下列各项处理中，哪项是错误的（　　　）

A. 立即开放静脉，输液，配血，输血

B. 立即送放射科了解骨折类型

C. 立即插管记录尿量

D. 通知手术室准备手术

E. 立即测量血压、脉搏、吸氧

26. 患者，男性，24 岁，因车祸右腿部外伤就急诊。患者烦躁，面色苍
白，皮肤湿冷。血压 110/94mmHg，脉搏 98 次 / 分。应判断为（　　　）

A. 病情尚平稳 B. 休克失代偿期

C. 早期休克 D. 中期休克

E. 重度休克

（ A3/A4 型题 ）

（ 27 ～ 32 题共用题干 ）

患者，男性，45 岁，有肝硬化病史 10 年。半天来饱餐后呕血 5 次，量
约 1200ml，黑便 2 次，伴头晕、心悸。由家人送至急诊。入院查体：血压
60/45mmHg，心率 180 次 / 分，神志尚清，表情淡漠，四肢湿冷，巩膜黄染，
腹部膨隆，移动性浊音阳性。

27. 此患者呕血最可能的原因为（　　　）

A. 胃溃疡 B. 急性胃炎

C. 急性胰腺炎 D. 十二指肠球部溃疡

E. 食管胃底静脉曲张破裂

28. 根据患者目前的状况，可判断其发生了（　　　）

A. 肝性脑病 B. 失血性休克

C. 脓毒症休克   D. 神经源性休克

E. 内分泌性休克

29. 根据患者的病情，护士应首先考虑把患者安置在（   ）

A. 急诊诊室   B. 急诊抢救室

C. 急诊输液室   D. 急诊手术室

E. 急诊洗胃室

30. 护士立即为患者开放静脉通道进行扩容，下列液体中应首先输注的是（   ）

A. 血浆   B. 白蛋白

C. 碳酸氢钠等渗盐水   D. 葡萄糖溶液

E. 右旋糖酐溶液

31. 为了保持有效血容量，除积极补液扩容，还应积极采取的措施是（   ）

A. 积极输血   B. 应用硝普钠

C. 严密监测病情   D. 清除胃内血块

E. 三腔气囊管压迫止血

32. 经输液、输血等处理后，下列哪项指标是提示患者休克好转最简单可靠的（   ）

A. 脉搏变慢   B. 情绪平稳

C. 肢端温度上升   D. 尿量 >30mL ／小时

E. 皮肤色转为红润

（33 ～ 35 题共用题干）

农民，男性，46 岁，右下肢因房屋倒塌被砖墙压住，4 小时后被救出，6 小时后入院，主诉尿少，呈暗红色。体检：脉搏 58 次 / 分，血压 86/66mmHg，右肢体明显肿胀，有淤血斑；化验血钾 5.9mmol/L。

33. 首先应考虑为（   ）

A. 创伤性休克   B. 右下肢挫伤

C. 挤压综合征   D. 右下肢闭合性损伤

E. 右下肢血栓形成

34. 严重损伤后需及时处理的代谢异常为（   ）

A. 代谢性碱中毒   B. 代谢性酸中毒

C. 呼吸性碱中毒   D. 呼吸性酸中毒

E. 混合性酸中毒

35. 静脉输液应首选（　　　）

A. 低分子右旋糖酐　　　　　　B. 5% 葡萄糖溶液

C. 3% 高渗盐水溶液　　　　　　D. 全血或血浆

E. 等渗盐水加入碳酸氢钠溶液

四、简答题

1. 休克早期的临床表现有哪些？

2. 简述休克的救治原则。

3. 休克病人改善组织灌注的护理措施有哪些？

五、病例分析

病例一

王某，男，40 岁，×× 年 10 月 6 日因胃溃疡入院拟行手术治疗。病人以往身体健康，无其他传染病史及过敏史。入院治疗经过：在充分术前准备后，于 10 月 12 日在硬膜外麻醉下行胃大部切除术、毕氏 I 式吻合，手术顺利。术后病人恢复良好，生命体征平稳。18 日清晨 4 时，病人按响床头呼叫器，值班护士赶到，见病人情绪紧张，自述刚才到厕所大便时，觉得心慌、头晕、站立不住，观察病人面色苍白、略有喘息，额头可见细小密集汗珠，手略凉，检查脉搏 100 次 / 分，血压 14.6/11.3kPa（110/85mmHg）。

1. 如果你是值班护士，你判断该病人可能发生了什么情况？依据是什么？

值班护士通知值班医生后，该医生认为是神经官能症，嘱静脉推注 50% 葡萄糖液 60ml，病人自述感觉好转。20 分钟后，值班护士发现病人面色苍白、手足湿冷，病人感觉心慌难受，并呕吐出少量咖啡色液体约 20ml，排出少量黑色粪便，未解小便。查血压 10.7/8.0kPa（80/60mmHg），脉搏 120 次 / 分。

2. 此时病人处于什么情况？判断依据是什么？

3. 应采取什么样的抢救措施？

病例二

李某，男，46 岁，因"胃溃疡复发"就诊于急诊科。来时病人面色苍白、手脚湿冷，自述心慌难受，呕吐少量咖啡色液体约 30ml，排出少量黑色粪便，未解小便。查血压 80/60mmHg，脉搏 120 次 / 分。

1. 此时病人处于什么情况？判断依据是什么？

2. 应立即采取什么样的抢救措施？

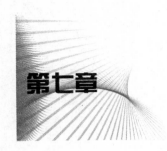

第七章

急性中毒病人的救护

 学习目标

1. 熟悉急性中毒的中毒机制。
2. 掌握中毒的护理评估。
3. 掌握急性中毒的救治原则与护理措施。
4. 熟悉有机磷中毒的护理措施和病情观察。
5. 熟悉一氧化碳中毒的救治原则和护理措施。
6. 掌握镇静安眠药和毒蛇咬伤的救治原则及护理措施。
7. 熟悉酒精中毒和食物中毒的救治原则及护理措施。

【学习内容提炼，涵盖重点考点】

第一节　中毒的概述

毒物是指在一定条件下以较小剂量进入生物体后，引起生物学系统的有害反应或危害生命、严重损害机体功能，导致机体发生病理变化的任何物质；毒物进入人体后，由于毒性作用，使机体产生短暂或持久的病理状态，引起疾病或死亡称为中毒；*大量毒物短时间内经皮肤、黏膜、呼吸道、消化道等途径进入人体，致使机体受损并发生功能障碍，甚至危及生命称之为急性中毒。

（一）概述

1.病因

（1）职业性中毒：在生产过程中，如不注意劳动保护，与毒物密切接触可发生中毒。在保管、使用及运输过程中未遵守安全防护措施，也可发生中毒。

（2）生活性中毒：在自服、误服毒物或意外接触有毒物质，用药过量，自杀或谋杀等情况下，使过量毒物进入人体，都可引起中毒。

2.毒物在机体吸收、代谢和排出 毒物可经呼吸道、消化道、皮肤黏膜、伤口及注射等途径侵入人体。

*3.常见中毒机制

（1）局部腐蚀、刺激作用：强酸、强碱可吸收组织中的水分，与蛋白质或脂肪结合，使组织细胞变性、坏死。

（2）缺氧：窒息性毒物如一氧化碳、硫化氢、氰化物等通过不同的途径干扰氧的吸收、运输或利用，使机体组织器官缺氧。

（3）麻醉作用：有机溶剂（如苯类）和吸入性麻醉剂（如乙醚）有强亲脂性，脑组织和细胞膜脂类含量高，该类毒物可经血脑屏障进入脑组织而抑制脑功能。

（4）抑制酶的活力：有机磷杀虫药抑制胆碱酯酶、氰化物抑制细胞色素氧化酶、重金属抑制含巯基酶的活力等，通过破坏细胞内酶系统的作用而引起中毒。

（5）干扰细胞膜或细胞器的生理功能：四氯化碳在体内经酶催化形成自由基，可使肝细胞膜中不饱和脂肪酸发生过氧化，使线粒体和内质网变性，肝细胞坏死。

（6）竞争受体：如阿托品竞争阻断毒蕈碱受体。

（二）病情评估

1.病史 应详细询问毒物接触史或服药史。神志清楚者可询问病人本人，神志不清或企图自杀者应向病人的家属、同事、亲友或现场目击者了解情况。

2.临床表现 各种中毒的症状和体征取决于毒物的毒理作用、进入机体的途径、剂量和机体的反应性。毒物作用于呼吸系统、循环系统、血液系统、消化系统、神经系统、泌尿系统以及皮肤黏膜和眼睛，引起相应各系统、器官的症状和体征。

临床上对突然出现原因不明的发绀、呕吐、昏迷、惊厥、呼吸困难、休克时，应首先考虑急性中毒的可能。

3. 毒物检测   毒物检验是可靠的诊断依据之一，所以应尽快采集剩余毒物、食物、药物及含毒标本如呕吐物、胃内容物、血、尿、大便及其他可疑物品供检，采集的标本应尽量不放防腐剂，并尽早送检。

★（三）急性中毒的救治原则

1. 脱离中毒环境，立即终止接触毒物，给予生命支持。
2. 尽快协助确诊   留取相应的标本进行毒物的检测。
3. 清除已吸收和尚未吸收的毒物。
4. 应尽早使用特殊解毒剂或拮抗剂。
5. 对症治疗   目的在于保护生命脏器，恢复功能，帮助病人渡过难关。
急救时排毒、解毒和对症治疗应同时进行，以免延误时机。

（四）救护措施

对于急性中毒病人，应立即将其撤离中毒环境。情况危急时，首先应检查呼吸、循环功能和生命指征，并采取有效的复苏措施。

★1. 立即终止接触毒物

（1）吸入性中毒：应立即使患者撤离中毒现场，呼吸新鲜空气或吸氧，注意保暖，防止受凉，保持呼吸道通畅，必要时进行气管插管。

（2）接触性中毒

1）皮肤染毒者：应立即脱去污染衣物，用大量清水反复冲洗，特别注意毛发、甲缝及皮肤的皱褶部位。腐蚀性毒物可选择相应的中和液或解毒药液冲洗。冲洗时间不少于 30 分钟。

2）眼睛染毒者：用清水或生理盐水冲洗眼球，冲洗时间不少于 5 分钟。

3）伤口染毒者：立即在伤口上方结扎止血带，再彻底清洗、清创伤口。

★2. 清除尚未吸收的毒物   可通过催吐、洗胃、导泻、灌肠、活性炭吸附等方法。

（1）催吐 适合于神志清醒、中毒时间小于 2 ～ 4 小时的服毒者。

　　1）催吐方法：嘱病人饮清水或生理盐水 300 ～ 500ml，然后用压舌板、筷子等硬物刺激病人咽后壁或舌根处诱发呕吐，如此反复，直至呕出液体澄清为止；也可用药物诱吐，如吐根糖浆、阿扑吗啡等。

　　2）催吐禁忌证：昏迷、惊厥状态；服腐蚀性毒物，催吐可引起消化道出血、穿孔；原有主动脉瘤、食管道静脉曲张、溃疡病出血等；石油蒸馏物如汽油、煤油、柴油等中毒，催吐时如误吸入肺可导致肺炎；⑤体弱、高血压、休克、冠心病、妊娠应慎用催吐。

　　（2）洗胃：为迅速清除胃内毒物的有效办法。*洗胃的原则为快进快出，先出后入，出入量基本相等，反复清洗，直到水清、嗅之无味为止，一般洗胃液总量为 2 万～ 5 万 ml。

　　1）适应证：洗胃应尽早进行，*一般在服药后 6 小时内洗胃有效。有些情况超过 6 小时仍可洗胃，如胃排空慢（有机磷中毒）、毒物量大、毒物颗粒小（易嵌入黏膜皱襞内）、有机磷中毒、砷中毒、有肠衣的药片或酚类中毒、服药后曾进食大量牛乳、蛋清者等。

　　2）禁忌证：基本同催吐的禁忌证，但禁忌证不是绝对的，应针对个别情况酌情处理。

　　3）洗胃液的选择：*毒物不明时可用 37℃清水或生理盐水洗胃；若毒物明确，则根据具体毒物选用不同的洗胃液。

　　①保护剂：吞服腐蚀性毒物者，可口服牛奶、蛋清、米汤等保护胃肠道黏膜。

　　②溶剂：饮入脂溶性毒物如汽油、煤油时，可先注入液状石蜡 150 ～ 200ml，使毒物溶解而不被吸收，然后进行洗胃。

　　③中和剂：吞服强酸时可用弱碱，如镁乳、氢氧化铝凝胶等中和，忌用碳酸氢钠，因其遇酸后生成二氧化碳，使胃肠道充气膨胀，有穿孔危险；强碱可用弱酸，如稀醋、果汁等；碘中毒用淀粉溶液如面糊、米汤、1% ～ 10% 淀粉中和。

　　④解毒药：解毒药可通过与体内存留的毒物起中和、氧化、沉淀等作用，使毒物失去毒性，如 1∶5000 高锰酸钾可使生物碱、毒蕈类毒物氧化解毒。但切勿使高锰酸钾结晶直接接触口腔及胃黏膜。

　　⑤沉淀剂：有些化合物与毒物作用后，通过物理作用、化学反应可使毒物变成溶解度低、毒性小的沉淀。如乳酸钙或葡萄糖酸钙与氟化物或草酸盐

可生成氟化钙或草酸钙沉淀等。

⑥吸附剂：活性炭是一种吸附剂，颗粒微小，可吸附食入的有机毒物和无机毒物（除对氰化物中毒无效）。用法：取药用活性炭 20 ～ 30g，加入 200ml 温开水，调拌成混悬液，让中毒者吞服或由胃管灌入胃内，随后用催吐法或洗胃法，将吸附毒物的炭末排出，或再给予导泻剂，加速已进入肠内的毒物从肠道排出，此法可反复使用以促进毒物排出，但可导致便秘。

*洗胃液的温度一般为 35 ～ 37℃，每次灌液量为 300 ～ 500ml，小儿可根据年龄决定入量，每次 50 ～ 200ml，不宜使用洗胃机。

（3）导泻及灌肠：导泻及灌肠是催吐和洗胃后的辅助措施。

1）导泻可减少肠道毒物的停留和吸收，常用硫酸镁、硫酸钠等盐类和山梨醇类口服或胃管注入。*昏迷、肾衰竭者，不宜用硫酸镁等含镁化合物，因镁离子吸收过多，对中枢神经系统有抑制作用。

2）灌肠是一种快速有效的肠道毒物去除法，适用于吸收缓慢、中毒严重、中毒时间超过 4 小时者。

临床常见毒物中毒的洗胃液、导泻药的参考见表 7-1。

3.特殊解毒物的应用　诊断明确者，应及时采用特殊解毒药。常见特异性解毒剂见表 7-2。

4.促进已吸收毒物的排出

（1）利尿：大多数毒物由肾脏排泄，因此积极利尿是促进毒物排出的重要措施。具体措施如下：

1）积极补液是利尿排毒的最简单措施。同时给予呋塞米 20 ～ 80mg 静脉注射。

2）碱化尿液：碳酸氢钠与利尿剂合用可碱化尿液，使尿液 pH 达 8.0 而加速毒物的排出。常用于弱酸性毒物如苯巴比妥类、水杨酸类中毒。

3）酸化尿液：维生素 C 或氯化铵静脉注射，能使尿液 pH 达 5.0，从而加速毒物排出。常用于碱性毒物如士的宁、苯丙胺等中毒，但急性肾衰竭病人不宜用此法。

（2）血液净化疗法：血液净化疗法是中毒的重要措施之一。目前常用的血液净化疗法有以下几种。

1）透析疗法：包括血液透析和腹膜透析等，可清除机体内源性或外源性毒物，纠正内环境紊乱。

2）血液灌注（HP）：是近年来发展起来的一种新的血液净化疗法。将中毒病人的血液引流出体外并通过灌注器，通过灌注器中活性炭或树脂的吸附作用来清除血液中的毒物，再将血液回输到病人体内，从而达到净化的目的。

3）血浆置换术：利用血细胞分离机，换出病人 60% ～ 70% 的血浆，并以新鲜血浆代替，从而达到净化的目的。

4）换血疗法：此法适用于各种毒物所致的高铁血红蛋白症及严重的巴比妥类、水杨酸类及一氧化碳中毒。具体方法为：选择两侧对称血管，一侧放血，一侧输入同型血（最好是新鲜血），放血量与输血量相等，一般每 20 ～ 30 分钟换血 500ml。如此反复进行，以达到排出血中毒物的目的。

表 7-1　临床常见化学中毒时洗胃液、导泻剂的应用

中毒物质	洗胃溶液	导泻剂及对抗剂	禁忌药物
农药（DDT、1605、DDVP、666、1509、敌百虫）	生理盐水、2% ～ 4% 碳酸氢钠溶液	硫酸镁 30g 加水 500ml	禁用油性泻剂，敌百虫中毒禁用碱性药，1605中毒禁用高锰酸钾
强酸	—	稀粥、牛奶、橄榄油、鸡蛋清	禁洗胃
强酸	—	牛奶、1% 醋酸或果汁蛋白	禁洗胃
安眠药（巴比妥、苯巴比妥、阿米妥等）	高锰酸钾溶液（1：10000）	硫酸钠 10 ～ 15g	碳酸氢钠、硫酸镁
甲醇及乙醇中毒	生理盐水、温开水、2% 碳酸氢钠	浓咖啡	
重金属盐类（汞、砷、磷、铅、卤盐等）	生理盐水、2% ～ 4% 碳酸氢钠溶液、汞中毒可用蛋白溶液、磷中毒可用 1% 硫酸铜溶液	牛奶、豆浆、稀粥、蛋白	磷中毒禁用高锰酸钾
酚类、来苏儿、石碳酸、煤油油酚	植物油	牛奶或橄榄油、蛋白水	

表 7-2　常用解毒药物

毒物	解毒药
药物中毒	
苯二氮草类	氟马西尼
镇痛药	纳洛酮
苯海索中毒	新斯的明
三环抗抑郁症药	碳酸氢钠
抗胆碱药	毒扁豆碱
β-受体阻断药	高血糖素
钙通道阻滞药	钙
异烟肼	维生素 B_6
有机磷	解磷定、阿托品
氰化物	亚硝酸钠、亚硝酸异戊酯、硫代硫酸钠
硫化氢	亚硝酸钠
亚硝酸盐	亚甲蓝
甲醇、乙二醇	乙醇、叶酸、4-甲基吡唑
重金属铅中毒	依地酸二钠钙
重金属砷、汞、金、锑	二巯丙醇

5.对症支持和预防并发症   立即开放静脉通道，吸氧，及时清理呼吸道分泌物，保持呼吸道通畅，进行心电监测。烦躁、惊厥者给予止痉、镇静治疗。肺水肿、脑水肿、昏迷、抽搐、呼吸、循环衰竭者积极给予相应处理。昏迷者常规留置导尿，加强基础护理，以免发生坠积性肺炎及褥疮。给予高热量高维生素，易消化的食物，昏迷者给予鼻饲，以保证充足的营养。

（五）护理重点

严密观察病情变化；做好洗胃护理；一般护理：包括休息、饮食、口腔护理、对症护理及心理护理；健康教育：加强防毒宣传，不吃有毒或变质的食品。

＊（六）健康教育

1.普及防毒知识   我国北方，向居民宣传冬季预防煤气中毒的措施，室内通风良好；厂矿需严格执行操作规程，要经常检修煤气炉和管道以防漏气，同时要加强工矿车间中 CO 浓度的监测和报警；工人进入 CO 浓度高的场所时，要做好防护措施，如戴防毒面具、系好安全带，两人同时工作，以便自救和他救；向农民宣传预防农药中毒的措施，如喷洒农药时应遵守操作规程，逆风向、边退边喷洒农药，同时加强个人防护，穿长袖衣裤及鞋袜，戴口罩、帽子及手套，喷洒结束后用碱水或肥皂洗净手和脸等；在毒蛇分布地区，夜间外出时，要穿厚长裤、长袜及鞋子，头戴帽子，手拿木棒和手电筒。

2.饮食方面   不吃有毒或变质的物质，教育人们不要食用河豚；有些野蕈类（俗称蘑菇）不易辨认有无毒性，野蕈不可食用；不吃变质的食品，如腌制咸菜、韭菜、菠菜等变质的蔬菜不可食用，因为这些食品中含较多硝酸盐，在肠道内被细菌还原成亚硝酸盐，吸收入血后可氧化血红蛋白使其变成高铁血红蛋白，从而导致全身缺氧。

3.生产及使用毒物部门要严格管理   农药中杀虫剂和杀鼠剂毒性很大，要加强保管，醒目标记，以免误食。生产、使用有毒物品的工厂、使用有毒杀虫剂的农村等地区，要大力宣传严格遵守操作及保管制度的重要性，否则易造成中毒。生产设备要密闭化，但要加强有毒车间和岗位的局部通风和全面通风，工人应定期体检。

第二节　有机磷杀虫药中毒

（一）分类

我国生产的有机磷的毒性按大鼠急性经口 LD50（半数致死量）可分为四类：

1. 剧毒类，如对硫磷（1605）、内吸磷（1059）、甲拌磷（3911）。
2. 高毒类，如敌敌畏、甲胺磷、甲基对硫磷、氧化乐果。
3. 中度毒类，如敌百虫、乐果、碘依可酯。
4. 低毒类，如马拉硫磷等。

（二）中毒机制

有机磷进入人体后，迅速与胆碱酯酶结合，形成稳定的磷酰化胆碱酯酶，*抑制胆碱酯酶活性，导致乙酰胆碱大量蓄积，从而引起一系列以乙酰胆碱为传导介质的交感和副交感神经先兴奋后抑制的一系列症状，严重者可昏迷，甚至因呼吸衰竭而死亡。

（三）护理评估

1. 病史　生产性中毒有明确的毒物接触史；生活性中毒多为误食、误服或自服。

*2. 临床表现　有机磷中毒的表现与毒物品种、剂量、侵入途径等密切相关。经皮肤吸收中毒，一般在 2～6 小时发病，口服 10 分钟至 2 小时发作，大量口服约 5 分钟内发作。主要为前三大症状表现：

（1）毒蕈碱样症状：表现为恶心、呕吐、腹痛、多汗、流泪、流涕、腹泻、尿频、大小便失禁、瞳孔缩小、支气管痉挛、分泌物增加、咳嗽、气急，严重时出现肺水肿。

（2）烟碱样症状：表现为肌纤维颤动，常由小肌群开始，如眼睑、颜面、舌肌等，逐渐发展为肌肉跳动、牙关紧闭、颈项强直、全身抽搐等。

（3）中枢神经系统症状：由于脑内乙酰胆碱堆积引起中枢神经系统功能

障碍，包括头痛、头晕、意识模糊、抽搐甚至昏迷。

*（4）特殊表现

1）"反跳"现象：急性中毒患者，经急救后临床症状好转，但*数日至1周后突然出现病情反复，甚至发生肺水肿或突然死亡，此为中毒后"反跳"现象。这种现象可能与残留在皮肤、毛发和胃肠道的有机磷杀虫药重新吸收或解毒药停用过早有关。

2）迟发性多发神经病：个别病人在急性中毒症状消失后*2～3周可发生迟发性脑病，主要*累及四肢末端，并可发生*下肢瘫痪、四肢肌肉萎缩等神经系统表现。目前认为此病变可能是由于有机磷杀虫药抑制神经靶酯酶（NTE）并使之老化所致。

3）"中间型综合征"（IMS）：患者在*急性中毒后24～96小时突然出现呼吸困难，并进行性加重，甚至死亡，称"中间型综合征"（IMS），其发生与胆碱酯酶受到长期抑制，影响神经－肌肉接头处突触后的功能有关。死亡前可先有颈、上肢和呼吸肌麻痹，累及脑神经的患者可出现眼睑下垂、眼外展障碍和面瘫。

*3.急性中毒的分度　根据病情可将急性中毒分为轻、中、重三度，其临床表现分别为：

（1）轻度中毒：以毒蕈碱样症状为主，血胆碱酯酶活力为70%～50%。

（2）中度中毒：出现典型毒蕈碱样症状和烟碱样症状，血胆碱酯酶活力为50%～30%。

（3）重度中毒：除毒蕈碱样症状和烟碱样症状外，出现肺水肿、昏迷、呼吸肌麻痹、脑水肿情况之一者。血胆碱酯酶活力<30%。

4.辅助检查　*全血胆碱酯酶活力（CHE）测定，是判断中毒程度的重要指标，降至正常人均值70%以下即有意义；尿中有机磷杀虫药分解产物测定。

*（四）救治原则

1.迅速清除毒物　立即脱离中毒现场，皮肤吸收中毒用大量生理盐水或清水或肥皂水（敌百虫中毒者禁用）清洗被污染的头发、皮肤、手、脚等处；口服中毒者用清水、2%碳酸氢钠溶液（敌百虫忌用）或1:5000高锰酸钾溶液（对硫磷忌用）反复洗胃，直至洗清为止，然后用硫酸钠导泻。

2.解毒剂的应用

★（1）抗胆碱药：阿托品。其应用原则：早期、足量、反复给药，直至"阿托品化"。但要防止阿托品化中毒，阿托品化和阿托品中毒的主要区别见表 7-3。

★（2）胆碱酯酶复能剂：常用药物有碘解磷定、氯解磷定、双复磷和双解磷等，复能剂对已经形成的"老化酶"无效，故须早期足量应用。

（3）解磷注射液：为含有抗胆碱剂和复能剂的复方注射液。

（4）中、重度中毒：最理想的治疗是联合应用阿托品和胆碱酯酶复能剂，此时应适当减少阿托品用量；轻度中毒可单独应用胆碱酯酶复活药。

★表 7-3 阿托品化和阿托品中毒的主要区别

项目	阿托品化	阿托品中毒
神经系统	意识清楚	神志模糊，狂躁不安，抽搐，昏迷
皮肤	口干、颜面潮红、干燥	紫红、干燥
心率	100 次 / 分左右	≥ 120 次 / 分
体温	体温略高，37.3 ～ 37.5℃	高热，≥ 39.0℃
瞳孔大小	散大，但直径≤ 5mm	直径＞ 5mm
肺部听诊	肺部无湿啰音	两肺布满干、湿啰音

3.对症治疗　有机磷中毒时，2/3 死于肺水肿及呼吸衰竭，故对症治疗以维持呼吸功能为重点。

★（五）护理要点

1.病情观察

（1）生命体征与神志观察。

（2）瞳孔变化的观察：瞳孔观察对于有机磷杀虫药中毒意义很大，既可以反映病情的轻重，又可以反映治疗效果。

（3）用药观察：

★1）阿托品应及时、足量、反复使用，以达到"阿托品化"，而又避免过量中毒为原则。严重心动过速和高热者应慎用。

★2）胆碱酯酶复能剂对已老化的胆碱酯酶无复活作用，因此，应及早足量使用，其使用足量的指征是：肌颤消失和全血胆碱酯酶活力恢复至正常的 50% ～ 60% 以上。

（4）并发症观察：注意有无中间型综合征、"反跳"和迟发性脑病的发生。

2.**维持有效通气功能**　保持呼吸道通畅，做好人工气道的管理。*有机磷中毒的死因主要为呼吸衰竭，其原因是肺水肿、呼吸肌麻痹或呼吸中枢抑制所致，维持呼吸功能极为重要，及时给氧、吸痰，保持呼吸道通畅，必要时气管插管或气管切开应用人工呼吸机。

3.**洗胃护理**　洗胃要早、彻底和反复进行；选用合适洗胃液；洗胃过程中应密切观察生命体征的变化。

4.**心理护理**　针对不同中毒原因采用不同的交流方式。如为服毒自杀者应采用疏泄、解释、支持、鼓励的手段，使病人树立正确的人生观。作为护士应同情、理解、帮助病人，使病人正确面对急性生活事件，摆脱心理阴影，从自杀阴影中走出来，树立生活的信心和希望。一旦症状重现，应及时抢救。同时，对自杀患者应给予精神支持，关心体贴病人，不歧视病人，为病人保密，让家属多陪伴病人，使病人得到多方面的情感支持。

第三节　急性一氧化碳中毒

一氧化碳（CO）俗称煤气，为无色、无臭、无味、不溶于水的窒息性的气体。急性一氧化碳中毒是指吸入高浓度一氧化碳所致的急性缺氧性疾病。

（一）病因

1.**生活性中毒**　家用煤炉产生的气体中 CO 浓度高达 6%～30%，火炉无烟囱或烟囱堵塞、漏气、倒风以及在通风不良的浴室内使用煤气热水器都可发生 CO 中毒；每日吸烟一包，可使血液碳氧血红蛋白（COHb）浓度升至 5%～6%；失火现场空气中的 CO 浓度可高达 10%，也可发生急性中毒。

2.**职业性中毒**　煤气发生炉中 CO 的浓度高达 30%～35%，水煤气含 CO 30%～40%。在炼钢、炼焦、烧窑等工业生产中，煤炉或窑门关闭不严，煤气管道泄漏及煤矿瓦斯爆炸等均可产生大量 CO。

*（二）中毒机制

CO 经呼吸道进入人体后，与血红蛋白形成碳氧血红蛋白（COHb），由于它与血红蛋白的亲和力比氧气与血红蛋白的亲和力大240倍，同时碳氧血红蛋白的解离速度较氧合血红蛋白的解离速度慢3600倍，易造成碳氧血红蛋白在体内的蓄积。使红细胞失去携氧功能。从而导致组织和细胞的缺氧。*脑组织最先受累，严重者并发脑水肿、休克或严重的心肌损害、呼吸衰竭。CO中毒可出现以锥体系或锥体外系症状、精神意识障碍为主要表现的神经精神后发症或迟发性脑病。

（三）护理评估

1.病史　有一氧化碳吸入史。

*2.临床表现　根据中毒的症状及COHb的含量，可分为三级：

（1）轻度中毒：以头痛、头晕、恶心、短暂性晕厥为主要临床表现，血液COHb浓度为10%～30%，病人脱离现场即可恢复。

（2）中度中毒：临床表现为*皮肤樱桃红色，神志不清，烦躁，谵妄，昏迷，反射减弱，*血液COHb浓度为30%～50%，经积极治疗病人可恢复，一般无并发症。

（3）重度中度：可出现深昏迷，各种反射消失，并发多系统脏器功能衰竭，血液COHb浓度＞50%，存活者可留有神经系统后遗症。

*3.特殊临床表现　*中毒后迟发性脑病（神经精神后发症）：急性一氧化碳中毒病人意识障碍恢复后，经过*2～60天的"假愈期"，可出现下列临床表现之一：

（1）精神意识障碍，呈痴呆、谵妄或去大脑皮质状态。

（2）锥体外系神经障碍，出现震颤麻痹综合征。

（3）锥体系神经损害，如偏瘫：病理反射阳性或大小便失禁。

（4）大脑皮质局灶性功能障碍，如失语、失明或继发性癫痫。

4.辅助检查

（1）血COHb测定：*血COHb测定是诊断CO中毒的特异性指标。

（2）动脉血气：急性CO中毒病人PaO_2和SaO_2降低，中毒时间较长者常呈代谢性酸中毒，血pH和剩余碱降低。

（3）脑电图检查：可见弥漫性低波幅慢波，脑电图表现与临床病变程度不一定呈平行关系，其改变常晚于临床症状。

（4）头部CT：脑水肿时可见病理性密度减低区。

（四）救治与护理

1. *急救原则

（1）现场急救：立即打开门窗，迅速将病人移至室外空气新鲜处，心脏骤停者即行心肺复苏术（CPR）。

（2）氧疗：吸高浓度氧，有条件者即行高压氧治疗，*目前高压氧是治疗一氧化碳中毒的重要方法，高压氧疗能加速 COHb 解离和 CO 排出。

（3）积极防治脑水肿：促进脑细胞代谢，脱水，利尿，早期应用能量合剂。

（4）对症治疗：如呼吸衰竭、昏迷的处理。

*2. 护理要点

（1）病情观察：一是生命体征的观察，重点是呼吸和体温；二是瞳孔大小、出入液量、液体滴速等的观察；三是神经功能的观察，防止受伤和皮肤被损害。

（2）氧气吸入的护理

1）采用高浓度面罩给氧或鼻导管给氧，重症病人及早采用高压氧治疗。

2）高压氧治疗应在早期，最好在 4 小时内进行，如病人昏迷或碳氧血红蛋白 > 25%，即使病人未发生昏迷，均属于高压氧治疗的适应证。

3）如无高压氧设备，应采用高浓度面罩给氧或鼻导管给氧，流量 8 ～ 10L/ 分，以后则根据病情采用持续低流量吸入，清醒后改为间歇给氧。

4）对呼吸停止者，应及时行人工呼吸或用呼吸机维持呼吸。危重病人可采用血浆置换。

（3）积极防治脑水肿：重度中毒后可出现脑水肿，常 24 ～ 48 小时达高峰。应及早进行脱水、激素治疗及降温等措施。*脱水最常用的是 20% 甘露醇快速静脉滴注或甘油果糖静脉滴注，也可用呋塞米（速尿）、布美他尼（丁尿胺）等。*对于抽搐频繁，首选地西泮 10 ～ 20mg 静脉注射；高热患者可进行物理降温，使体温保持在 32℃左右，必要时可采用冬眠疗法，以减少脑代谢率，增加脑对缺氧的耐受性。

（4）促进脑细胞代谢：应用能量合剂，如辅酶 A、ATP、细胞色素 C、大量维生素 C，还可用甲氯芬酯（氯酯醒）、脑活素等。

（5）防治并发症和后发症：昏迷患者应保持呼吸道通畅，必要时气管切开、鼻饲营养、定时翻身拍背以防发生肺炎和压疮，必要时给予抗生素抗感染。密切监测有无神经系统和心脏并发症的发生。若一旦发生后发症，应及时给予治疗。

（6）健康教育：加强防治一氧化碳中毒的宣传。

第四节　镇静催眠药中毒

（一）概述

镇静催眠药是中枢神经系统抑制药物，在治疗剂量下有镇静催眠作用，但在大剂量下可产生麻醉作用。镇静催眠药包括苯二氮䓬类（BZD）、巴比妥类和非苯二氮䓬非巴比妥类（NBNB）。一次服用大剂量可引起急性镇静催眠药中毒（acute poisoning of sedative hypnotic drugs），*主要表现为中枢神经系统受抑制。如果长期应用突然停药或减量可引起戒断综合征。常用镇静催眠药见表7-4。

表7-4　常用镇静催眠药

类　别	常 用 药 物
苯二氮䓬类（BZD）	地西泮（安定）、氟西泮（氟安定）、氯氮（利眠宁）、奥沙西泮（去甲羟基安定）
巴比妥类 非苯二氮䓬非巴比妥类（NBNB）	长效类：巴比妥、苯巴比妥；中效类：异戊巴比妥；短效类：司可巴比妥；超短效：硫喷妥水合氯醛、甲丙氨酯（眠尔通）、格鲁米特、甲喹酮

（二）病因与发病机制

1.病因有误服或蓄意过量吞服镇静催眠药史。

2.发病机制

（1）苯二氮䓬类：临床主要用于镇静、催眠及对抗癫痫。主要作用于边缘系统，其次是间脑，对网状结构作用不大，却对杏仁核的作用与人的情绪和记忆密切相关。大剂量时能抑制中枢神经及心血管系统，一次误服或长期内服较大剂量，可引起毒性反应。

（2）巴比妥类：巴比妥类能抑制丙酮酸氧化酶系统，从而抑制神经细胞的兴奋性，阻断脑干网状结构上行激活系统的传导功能，使整个大脑皮质产生弥漫性的抑制，出现催眠和较弱的镇静作用，大剂量可直接抑制延脑呼吸中枢，导致呼吸衰竭；抑制血管运动中枢，使周围血管扩张，发生休克。

（3）非巴比妥非苯二氮䓬类（NBNB）：对中枢神经系统的作用与巴比妥类相似。

（三）病情评估

1. 病史　有确切的服用镇静催眠药史，了解所用药物名称剂量、用药时间，服药前后是否饮酒，病人近来精神状况。

2. 临床表现　主要是中枢神经系统、呼吸及心血管受抑制的表现。

（1）苯二氮䓬类中毒：中枢神经系统抑制较轻，*主要症状是嗜睡、头晕、言语含糊不清，意识模糊、共济失调。同服其他中枢抑制药或酒精、存在基础心肺疾病或老年人可发生长时间昏迷，致死性呼吸抑制或循环衰竭。

（2）巴比妥类中毒：根据药物种类、剂量和给药途径分为：

1）轻度中毒：口服 2～5 倍睡眠剂量。表现为嗜睡、发音不清、记忆力减退，有判断及定向力障碍。

2）中度中毒：口服 5～10 倍睡眠剂量。由嗜睡进入浅昏迷，不能言语，呼吸变慢，眼球震颤，强刺激可有反应。

3）重度中毒：口服 10～20 倍睡眠剂量。逐渐进入深昏迷，出现潮式呼吸、脉搏细速、血压下降、少尿、昏迷，早期有张力增高、反射亢进，当抑制程度进一步加深时，表现为肺水肿、肺不张、坠积性肺炎，继而呼吸衰竭、循环衰竭、肾衰竭。昏迷早期有四肢强直，椎体束征阳性，后期全身弛缓，各种反射减弱或消失，瞳孔缩小，无对光反应。呼吸循环衰竭，亦是急性巴比妥中毒的主要并发症和致死原因。

（3）非巴比妥非苯二氮䓬类中毒：症状与巴比妥类中毒相似，但也各自有些特点。

1）水合氯醛中毒：可有心律失常、肝肾功能损害。

2）格鲁米特中毒：意识障碍有周期性波动，有抗胆碱能神经症状，如瞳孔散大等。

3）甲喹酮中毒：可有明显的呼吸抑制，出现锥体束征如肌张力增强，腱反射亢进，抽搐等。

　　4）甲丙氨酯中毒：常有血压下降。

　　3. 实验室检查

　　（1）药物浓度测定：取病人的胃内容物、尿、血样做定性或定量检测，有助于确诊。

　　（2）其他检查：对严重中毒者，应检查动脉血气、血糖、电解质和肝肾功能等。

（四）救护措施

　　*早期救护重点是洗胃、活性炭吸附、导泻等以清除胃肠内的毒物，并注意呼吸支持、抗休克和加速毒物排泄。

　　*后期重点是防治因长时间昏迷所致的各类并发症。

　　1. 紧急处理　对重症者首先应保持气道通畅、给氧，必要时行气管内插管或气管切开，并行机械通气。低血压或休克者首先建立静脉通道补液，血压仍不恢复时，静脉给予多巴胺或去甲肾上腺素等，维持收缩压在 90mmHg 以上。

　　2. 催吐、洗胃或导泻　清醒者可先用催吐法清除胃内容物，再进行洗胃，对深昏迷者在洗胃前应行气管插管。还可以用活性炭吸附消化道中的镇静催眠药。同时，可灌入 50% 硫酸镁 60ml 或 25% 甘露醇 100ml 导泻。

　　3. 促进排泄　静脉输注 5% ～ 10% 葡萄糖液及生理盐水 3000 ～ 4000ml/日，稀释血液中毒物的浓度并促进排泄，可用利尿剂，也可快速静脉滴注 25% 甘露醇。利尿时注意监测钾的变化，可静脉滴注 5% 碳酸氢钠碱化尿液。严重病例可进行透析和血液灌注。

　　4. 特效解毒药使用　目前巴比妥类中毒无特效解毒药。*苯二氮䓬类中毒的特效解毒药是氟马西尼，此药能通过竞争抑制苯二氮䓬受体而阻断苯二氮䓬类的中枢神经抑制作用，但不能改善遗忘症状，可用 0.2mg 缓慢静脉注射，需要时重复，总量可达 2mg。

　　5. 中枢神经系统兴奋药的应用　可对抗镇静催眠药中毒引起的意识障碍、反射减弱或消失、呼吸抑制等症状。

　　*（1）首选药物为纳洛酮：0.4mg 静脉注射后再用 0.4 ～ 0.8mg 加入葡萄糖液 250ml 静脉滴注。

（2）贝美格（美解眠）：50～100mg 加入葡萄糖液 500ml 静脉滴注，根据病人的反应决定是否继续用药及维持剂量。

（3）尼可刹米、洛贝林：多用于呼吸抑制病人，可静脉滴注也可静脉注射。

6. 对症支持　可用抗生素预防感染，对昏迷者加强监护，利用利尿剂和脱水剂，以减轻脑水肿，及时发现并处理各种并发症，如肺炎、胃肠道出血、肾衰竭等。

（五）护理要点

1. 严密观察病情　注意意识状态和生命体征的观察；观察药物治疗作用和病人反应。

2. 保持呼吸道通畅、给氧。

3. 昏迷病人的护理。

4. 饮食护理。

5. 注意观察药物不良反应。

6. 心理护理和健康教育。

附：阿片及其合成代用品中毒

阿片（俗称鸦片）和其合成代用品，俗称毒品，是能使人成瘾的麻醉性镇痛药。直接由阿片提取的有海洛因、吗啡、可待因、罂粟碱等；合成代用品有派替啶、美沙酮、阿法罗定、芬太尼、喷他佐辛、二氢埃托啡等。目前，毒品中毒已成为许多国家继心脑血管疾病和恶性肿瘤之后的第三位致死原因。

（一）病因与发病机制

1. 病因　吸毒滥用过量或医源性使用过量均可导致中毒。

2. 发病机制

（1）中毒机制：阿片受体存在于脑、脊髓和周围组织（如胃肠道）中。阿片类药物通过激动阿片受体并与之结合，产生激动或部分激动作用，出现中枢性欣快感、镇痛、镇静、恶心、呕吐、便秘、呼吸抑制等。

（2）阿片类药物代谢：不同种类药物发生作用的时间主要取决于肝脏代谢速度。阿片类药物可经口、鼻、消化道黏膜或经注射吸收。一般静脉注射10分钟，肌内注射30分钟，皮下注射90分钟，口服后1～2小时可完全吸收。药物主要在肝脏进行代谢和灭活，由肾排出，少量经乳汁、胆汁等途径排出，还可通过胎盘进入胎儿体内。

（二）病情评估

1.病史　注意询问摄入药物的类型、剂量及服用时间等。

2.临床表现　与个体耐受性、摄入药物类型及剂量有关。

（1）轻度中毒：表现为头晕、头痛、恶心、呕吐、兴奋欣快或抑郁，可有幻觉、血糖增高、便秘、尿潴留、心率减慢、血压降低等。

（2）重度中毒：可表现为典型的中毒三联征，即昏迷、针尖样瞳孔、呼吸高度抑制，但派替啶中毒时瞳孔扩大。当脊髓反射增强时，常有牙关紧闭和角弓反张、惊厥、呼吸浅而慢、后出现叹息样呼吸、潮式呼吸，并发肺水肿，最后休克，瞳孔散大，中毒12小时内多因呼吸麻痹而死亡，但超过48小时仍存活者，预后良好。

3.实验室检查

（1）毒物检测：胃内容物检测或血尿定性试验阳性有助于诊断。

（2）一般检查：呼吸抑制者动脉血气检查显示低氧血症、呼吸性或混合性酸中毒。

（三）救护措施

对阿片类药物中毒的救护，轻者以对症处理为主，注意观察意识状态和呼吸改变；重度中毒者，应注意维持呼吸循环功能，并应用纳洛酮逆转或减轻阿片类药物所造成的昏迷和呼吸抑制。

1.维持呼吸、循环功能　维持气道通畅，立即吸氧，必要时行气管插管或切开，机械辅助呼吸。低血压者首先静脉输液，必要时应用升压药，合并心动过缓者加用阿托品等。

2.清除毒物　清醒者可先催吐。口服中毒者，均应早洗胃，排除消化道内的毒物，因为本类药物口服可引起胃排空延迟。洗胃后用适量活性炭与泻药同时灌入胃内导泻。皮下注射毒品者现场可用止血带扎紧注射部位上方，局部冷敷，以延缓吸收；结扎带应间歇放松，以免损伤血管和神经。

*3. 应用解毒剂　纳洛酮是阿片受体完全拮抗剂，能在数秒或数分钟内逆转阿片类药物的毒性作用，首剂 0.4 ～ 0.8mg 肌内注射或静脉注射，5 ～ 10 分钟可重复应用，也可静脉滴注维持，直至病情稳定 24 小时。肯定为阿片类药物中毒而纳洛酮治疗无效者，提示中毒缺氧时间长，预后差。其他解毒药物还有纳美芬、纳曲酮、烯丙吗啡（纳洛芬）等。

4. 对症支持　注意保暖，持续监测意识状态和心肺功能，定期检查动脉血气和有关生化指标，维持水、电解质及酸碱平衡，积极防治非心源性肺水肿。

5. 阿片类药物戒断综合征　阿片类药物戒断时出现与药理学作用相反的表现，即中枢神经系统兴奋性增强、发热、出汗、厌食、恶心、呕吐、腹泻、肌痛、震颤、肌肉抽搐、瞳孔扩大、血压增高。戒断症状的严重程度随药物剂量增加和成瘾时间延长而加重。海洛因成瘾者停用 4 ～ 6 小时出现症状，36 ～ 72 小时达高峰。*戒断早期可靠的体征为静息呼吸频率增加（超过每分钟 16 次），常伴有打哈欠、流泪、流涕，急性症状 5 ～ 8 日消失。服用美沙酮的病人戒断症状出现较慢而轻。

第五节　酒精中毒

（一）定义

当一次饮入过量的酒精或酒类饮料，引起中枢神经系统由兴奋转为抑制的状态，称为酒精中毒或乙醇中毒。乙醇进入人体后，80% 由十二指肠、空肠吸收，其余由胃吸收，吸收后迅速分布至全身各组织。

（二）中毒机制

小剂量乙醇出现兴奋作用，这是由于乙醇作用于大脑突触后膜苯二氮 -r- 氨基丁酸受体，从而抑制 r- 氨基丁酸对脑的抑制作用；血中乙醇浓度增高，作用于小脑，引起共济失调；作用于网状结构，引起昏睡和昏迷。

（三）护理评估

1. 病史　有过量饮酒史。

*2.临床表现　一次大量饮酒中毒可引起中枢神经系统抑制，症状与饮酒量和血乙醇浓度以及个人耐受性有关。临床上分为三期。

（1）兴奋期：*血中乙醇含量达到 11mmol/L（50mg/dl），病人表现为欣快、兴奋、健谈、饶舌、面红、吐词不清、情绪不稳，也有安静入睡者。有时粗鲁无礼，颜面潮红或苍白，呼出气带酒味。

（2）共济失调期：*血中乙醇含量达到 33mmol/L（150mg/dl），病人动作不协调，步态不稳、语无伦次，眼球震颤、躁动、复视。

（3）昏迷期：血中*乙醇含量达到 54mmol/L（250mg/dl），病人进入昏迷期，表现昏睡、面色苍白或潮红、皮肤湿冷、口唇青紫，*乙醇含量达到 87mmol/L（400mg/dl），病人进入深昏迷期，心动过速、呼吸缓慢、血压下降。严重时大小便失禁、抽搐、昏迷。可抑制延髓呼吸中枢，最终因呼吸衰竭而死亡。

3.慢性酒精中毒

*（1）Wernicke 脑病：是慢性酒精中毒常见的代谢性脑病，是维生素 B_1 缺乏导致的急症。临床表现为 意识障碍、眼肌瘫痪、眼球震颤、平衡失调、共济失调等，抢救不及时，死亡率很高，用*维生素 B_1 静脉推注治疗效果较好。

*（2）Korsakoff综合征：记忆力严重丢失，时空定向力障碍。

（四）实验室检查

血清乙醇浓度以及血生化的检查。病人的呼出气、呕吐物有酒味，血尿中可测得乙醇，有助于诊断。

（五）急救措施

1.保持呼吸道通畅　使病人处于头低左侧卧位，以防呕吐物吸入气道，呼吸抑制者，给予呼吸兴奋剂，必要时行气管插管，呼吸机辅助呼吸。

2.清除未吸收的酒精　如病人在 1～2 小时内饮了大量酒，可用催吐或洗胃的方法，清除未吸收的酒精。

3.纳洛酮治疗　纳洛酮是阿片受体拮抗剂，对昏迷和呼吸抑制的病人有兴奋呼吸和催醒作用。轻度中毒（兴奋期和共济失调期病人），给予 0.4～0.8mg 纳洛酮肌内注射或加入 10% 葡萄糖 40ml 稀释后静脉注射，重度中毒

（昏睡期）者给予 0.4 ～ 0.8mg，加入 10% 葡萄糖 40ml 静脉注射，1 小时后症状无改善者，可重复给予 0.4mg。

4.镇静治疗　躁狂者可给予氯丙嗪 25mg 肌内注射，或安定 10mg 稀释后缓慢注射。这些药物能与酒精起协同作用，对中枢神经系统产生抑制作用，使用时切忌过量。

5.透析　重度昏迷或出现呼吸抑制者，应进行紧急透析治疗。

6.对症治疗　可静脉输注肌苷、肝太乐、维生素 C 等药物。

7.全面监护病人，防止意外　兴奋躁动的病人必要时加以约束；共济失调时应休息，避免活动以免发生外伤加强护理，减少并发症。

（六）护理要点

1.严密观察病情　特别注意意识及呼吸的变化。

2.保持呼吸道通畅　使病人处于头低左侧卧位。

3.饮酒量多且意识清醒者，可用催吐或洗胃的方法清除未吸收的酒精毒物。

4.躁狂或抽搐者做好安全护理，适当应用镇静剂。

5.昏迷者按昏迷护理常规进行护理；兴奋躁动的病人必要时加以约束防止意外；共济失调时应休息，避免活动以免发生外伤，加强基础护理，减少并发症。

6.做好心理护理，开展反对酗酒的宣传教育。

第六节　细菌性食物中毒患者的救护

细菌性食物中毒是指摄入含有细菌或细菌毒素的食品而引起的食物中毒。前者又称感染性食物中毒，病原菌有沙门菌、副溶血性弧菌（嗜盐菌）、大肠埃希菌、变形杆菌等；后者则称毒素性食物中毒，由进食含有葡萄球菌、产气夹膜杆菌及肉毒杆菌等细菌毒素的食物所致。

（一）病因与发病机制

1.病因

（1）常见致病因素

1）食物被细菌污染：主要原因有禽畜在宰杀前就是病禽、病畜；刀具、砧板及用具不洁，生熟食交叉感染；卫生状况差，蚊蝇滋生；食品从业人员带菌污染食物。

2）食物储存方式不当或在较高温度下存放较长时间：并不是食用了细菌污染的食物就一定会发生食物中毒，当细菌污染食物并在食物上大量繁殖达到可致病的毒素时，食用后才会发生食物中毒。

3）食物未充分加热煮沸：食物中的水分及营养条件可使致病菌大量繁殖，但如果食用彻底加热，杀死病原菌，也不会发生食物中毒。

（2）常见致病细菌

★1）沙门菌：是引起胃肠型食物中毒最常见的病原菌之一。

2）副溶血性弧菌：又称嗜盐杆菌，广泛存在于海鱼、海虾、墨鱼等海产品和含盐较高的咸菜、咸肉等腌制品中。

3）金黄色葡萄球菌：引起食物中毒的金黄色葡萄球菌仅限于能产生肠毒素的菌株，包括 A、B、C、D、E 五个血清型，★以 A 最常见。

4）大肠杆菌。

5）其他：蜡样芽胞杆菌等，可导致胃肠型食物中毒。

2. 发病机制　病原菌在污染的食物中大量繁殖，并产生肠毒素类物质，或菌体裂解释放内毒素。进入体内的细菌和毒素，可引起剧烈的胃肠道反应。此外肉毒杆菌分泌的肉毒素是一种嗜神经内毒素，主要由上消化道吸收。毒素进入小肠和结肠后，则吸收缓慢，胃酸及消化酶均不能将其破坏。吸收后主要用于神经脑核、外周神经肌肉接头处及自主神经末梢，阻断胆碱能神经的传导，使神经冲动在神经末梢突触前被阻断，从而抑制神经传导介质——乙酰胆碱的释放，使肌肉收缩运动发生障碍，出现软瘫，但肌肉仍能保持对乙酰胆碱的反应性。

（二）身体状况

1. 临床特征

（1）在集体用膳单位常呈爆发起病，发病者与食入同一污染食物有明显关系。

（2）潜伏期短，突然发病，临床表现以急性胃肠炎为主，★肉毒中毒则以眼肌、咽肌瘫痪为主。

（3）病程较短，多数在 2～3 日自愈。

（4）多发生于夏秋季。

2.分型　根据临床表现的不同，分为胃肠型食物中毒和神经性食物中毒。

（1）胃肠型中毒：*较多见，以恶心、呕吐、腹痛、腹泻为主要特征。沙门菌、副溶血性弧菌（嗜盐菌）、大肠埃希菌、变形杆菌等引起的食物中毒。*葡萄球菌食物中毒呕吐较明显，呕吐物含胆汁，腹痛以上腹部及脐周多见；腹泻频繁，多为黄色稀便和水样便。可有发热、腹部阵发性绞痛和黏液脓血便。副溶血性弧菌食物中毒大便呈血水样。产气荚膜杆菌可引起出血性坏死性肠炎。莫根变形杆菌还可引发过敏症状。腹泻严重者可导致脱水、酸中毒甚至休克。

（2）神经性食物中毒：*主要是肉毒杆菌所致。潜伏期多为 12～36 小时。起病突然，以神经系统症状为主，胃肠炎症状很轻或完全缺如。初起时患者表现为全身乏力、软弱、头痛、头晕，继而出现视物模糊、复视、瞳孔散大或不等大、眼肌瘫痪。重症者可出现吞咽、咀嚼、发音等困难。咽肌麻痹时，咽喉部及气管黏液及分泌物积聚于咽部，可引起上呼吸道阻塞及吸入性肺炎。肢体瘫痪少见。体温不高。意识始终清楚，感觉存在，脑脊液正常。通常可于 4～10 日后逐渐恢复，但全身乏力，眼肌瘫痪可持续数月之久。重症或抢救不及时者，可在 2～3 日因呼吸衰竭、心力衰竭或继发肺炎而死亡。*婴儿*肉毒中毒者的首发症状是便秘，随后迅速出现脑神经麻痹，很快因中枢呼吸衰竭而死亡。肉毒中毒是婴儿猝死的原因之一。

肉毒杆菌中毒在我国主要发生在新疆。

3.辅助检查　细菌培养：对可疑食物、患者呕吐物、粪便进行细菌培养。查到病原菌即可确诊。

（三）护理诊问题

1.有体液不足的危险　与大量呕吐导致失水有关。
2.活动无耐力　与频繁呕吐导致失水、电解质丢失有关。
3.焦虑　与频繁呕吐、不能进食有关。

（四）护理目标

1.患者生命体征在正常范围内，无水、电解质紊乱和酸碱平衡失调。
2.患者活动耐力恢复或有所改善。

3.患者焦虑程度减轻。

（五）救护措施

1.救治要点

（1）暴发流行时的处理：将患者分类进行不同处理，及时收集资料，进行流行病学调查及细菌学的检验工作，以明确病因。

（2）对症治疗：及时纠正水、电解质紊乱及酸中毒。血压下降者予以升压药。变形杆菌食物中毒过敏型以抗组胺药物治疗为主，必要时加用糖皮质激素。精神紧张不安时予以镇静剂。肉毒中毒者进食可疑食物4小时以内，应尽快用5%的碳酸氢钠溶液或1∶4000的高锰酸钾溶液洗胃，并用50%的硫酸镁导泻及清洁灌肠，尽可能清除胃肠道中的毒素。

（3）抗菌治疗：通常不应用抗菌药物，可经对症治疗治愈。症状较重考虑为感染性食物中毒或侵袭性腹泻者，应及时使用抗菌药物，但抗菌药物不能缩短排菌期。*大剂量青霉素治疗可减少肠道内肉毒杆菌的数量，防止外毒素增加及吸收。沙门菌感染食物中毒患者可用喹诺酮类，大肠杆菌感染食物中毒患者可用阿米卡星。

（4）抗菌血清治疗：*早期多价抗血清治疗肉毒中毒有效。起病后24小时内或肌肉瘫痪之前应用效果最佳。

2.护理要点

（1）一般护理：卧床休息，给予流质或半流质，饮食宜清淡，多饮淡盐水。吐泻、腹痛严重者暂禁食，口服复方颠茄片或注射山莨菪碱，腹部放热水袋。高热者用物理降温或退热药。

（2）保持呼吸道通畅：对呼吸道有分泌物不能排出者，应及时吸痰，必要时做气管切开；呼吸困难者应给予氧气吸入；继发肺炎时应用抗菌药物。

（3）病情观察：严密观察呕吐、腹泻的性质、量、次数，及时将呕吐物、大便送检；观察伴随症状如畏寒、发热、恶心、呕吐等，观察腹痛的部位及性质；注意监测重症患者的生命体征变化，尤其注意血压、意识、面色及皮肤的弹性、温度及湿度等情况。严格记录出入量，监测血液生化检查结果，以便及时发现脱水、酸中毒、周围循环衰竭的征象，及时配合处理。

（4）对症护理

1）对于腹痛患者应注意腹部保暖，禁用凉食、冷饮。必要时可遵医嘱使用解痉剂。

2）对于呕吐者一般不主张行止吐处理，因呕吐有助于清除胃肠道毒素。患者呕吐后应帮助患者及时清除呕吐物、以清水漱口，保持患者口腔清洁及床单位整洁。

3）腹泻有助于清除胃肠道内毒素，早期不用止泻剂。

4）为补充丢失的水和电解质，要鼓励患者多饮水或淡盐水。有脱水症状者要及时口服补盐液或遵医嘱静脉补充生理盐水和葡萄糖氯化钠注射液。

（六）护理评价

1. 患者生命体征是否稳定在正常范围，有无口渴、尿少、皮肤干燥或弹性减退等失水表现，血生化指标是否正常。

2. 是否摄入足够的热量、水分、电解质和各种营养素，营养状态有无改善。

能否认识自己的焦虑状态并应用适当的应对技术。

（七）健康教育

1. 冷藏食品应保质、保鲜，动物食品用前应彻底加热煮透，隔餐剩菜食用前也应充分加热。

2. 腌制罐头食品食用前应煮沸 6～10 分钟。

3. 在夏秋季应注意不要暴饮暴食，不吃不洁、腐败变质食物。

4. 高温杀菌，食品在食用前应进行高温杀菌是一种可靠的方法，其效果与温度高低、加热时间、细菌种类、污染量及被加工的食品性状等因素有关，根据具体情况而定。

第七节　毒蛇咬伤

毒蛇咬伤在我国南方地区多见，多发生在夏、秋两季。毒蛇咬人时，其毒液通过尖锐的毒牙注入人体，人体吸收后迅速扩散到全身，造成机体重要生理功能紊乱，重者致死亡。

（一）发病机制

毒蛇口内有毒腺，通过排毒管与牙相连。毒蛇咬人时，蛇毒经过排毒管及有管道或沟的牙，注入人体组织。蛇毒是含有多种毒蛋白、溶组织酶以及多肽的复合物，可分为神经毒素和血液毒素两种。

*1. 神经毒　对中枢神经和神经肌肉节有选择性毒性作用，引起肌肉麻痹和呼吸麻痹，常见于金环蛇、银环蛇、海蛇咬伤。

*2. 血液毒　对血细胞、血管内皮及组织有破坏作用，引起溶血、出血、凝血及心衰，常见于竹叶青、五步蛇、蝰蛇和龟壳花蛇咬伤。

3. 兼有神经毒和血液毒两种特性　*如蝮蛇、眼镜蛇的毒素。

（二）临床表现

患者出现症状的快慢及轻重与毒蛇种类、蛇毒的剂量与性质有明显的关系。

1. 神经毒致伤的表现　*局部症状轻，伤口局部出现麻木，红肿不明显，出血不多，知觉丧失，或仅有轻微痒感。约在伤后半小时后，头晕、嗜睡、恶心、呕吐及乏力。重者出现吞咽困难、声嘶、失语、眼睑下垂及复视。最后可出现呼吸困难、血压下降及休克，致使机体缺氧、发绀、全身瘫痪。*如抢救不及时则最后出现呼吸及循环衰竭，患者可迅速死亡。神经毒吸收快，危险性大，伤后的第 1～2 天为危险期，一旦渡过此期，症状就能很快好转，而且治愈后不留任何后遗症。

2. 血液毒致伤的表现　*局部症状出现较早，伤口肿胀剧痛，流血不止，周围的皮肤常伴有水泡或血泡、皮下瘀斑、组织坏死。严重时全身广泛性出血，如结膜下淤血、鼻衄、呕血、咯血及尿血等。个别患者还会出现胸腔、腹腔出血及颅内出血，最后导致出血性休克。患者可伴头痛、恶心、呕吐及腹泻、关节疼痛及高热。由于发病急且病程持久，所以危险期也较长，治疗过晚则后果严重。治愈后常留有局部及内脏的后遗症。

3. 混合毒致伤的表现　兼有神经毒及血液毒的症状。从局部伤口看类似血液毒致伤，如局部红肿、瘀斑、血泡、组织坏死及淋巴结炎等。从全身来看，又类似神经毒致伤。*此类伤员死亡原因仍以神经毒为主。

★（三）急救与护理

*急救原则：防止毒素扩散和吸收，尽可能地减少局部损害。蛇毒在 3～5 分钟即被吸收，故急救越早越好。

1. 减慢毒素的吸收

（1）被毒蛇咬伤后，肢体应限制活动，切不可伤后慌乱跑动，以免加速血液循环，促进毒素吸收和扩散。

（2）迅速在伤口近心端用布带等进行结扎，以阻断静脉、淋巴回流。结扎后，每 30 分钟松开 1 次，每次 2～3 分钟，以免发生组织坏死。如咬伤超过 30 分钟，则结扎意义不大。

2. 尽快局部排毒　用 3% 过氧化氢、0.05% 高锰酸钾冲洗伤口。去除毒牙及污物。咬伤在 24 小时以内者，以牙痕为中心切开伤口成"＋"或"＋＋"形，排出毒液。排出方法有：

（1）向肢体远端方向挤压。

（2）吸吮法：如用嘴吸吮，但注意每吸 1 次必须吐净所吸毒物，并用清水漱口，但口腔黏膜有破损者不能用此法。

（3）注射器吸引法：将小段橡皮管连接 50ml 注射器乳头与一无针芯的注射器外筒的乳头，然后将后者罩于伤口，反复抽吸 50ml 注射器，借负压吸引毒液。注意切勿因清创排毒而延迟应用抗毒血清时间。

3. 中和毒素　毒蛇咬伤后应*尽早使用抗毒血清，20～30 分钟内应用更好。一般需用 3～4 天。如精制蝮蛇抗毒素、银环蛇和眼镜蛇抗蛇毒素。一般采用静脉给药，肌内注射效果差。应用抗蛇毒素必须做皮内试验，阴性者方可应用，注射前准备好肾上腺素、地塞米松等药，以防过敏反应的发生。*毒蛇咬伤后为降解伤口内蛇毒，可用糜蛋白酶伤口外周做封闭。

4. 严密观察病情变化　密切观察患者的生命体征、神志、面色、尿量以及伤肢的温度等情况，出现异常及时通知医生。

5. 对症治疗　如患者出现出血倾向、休克、肾功能不全、呼吸麻痹等，应立即采取积极的治疗措施。常规使用破伤风抗菌药物防止感染。

6. 营养支持　给予患者易消化、高蛋白、高热量、高维生素饮食，注意多饮水，忌刺激性饮料，以免毒物吸收加快。

【模拟试题测试，提升应试能力】

一、名词解释

1. 毒物　2. 中间综合征　3. 急性中毒　4. 迟发性脑病

二、填空题

1. 急性有机磷中毒可表现为三大症状，即＿＿＿＿＿、＿＿＿＿＿＿和＿＿＿＿＿。

2. 抢救有机磷农药中毒时阿托品的应用原则是＿＿＿＿＿＿、＿＿＿＿＿、＿＿＿＿＿、给药，直至＿＿＿＿＿。

3. 目前高压氧是治疗一氧化碳中毒的重要方法，氧疗能加速＿＿＿＿＿＿解离和＿＿＿＿＿排出。

4. 有机磷中毒特异性实验室检查指标为＿＿＿＿＿，轻度病人为＿＿＿＿＿，中度为＿＿＿＿＿，重度为＿＿＿＿＿。

5. ＿＿＿＿＿对已经形成的"老化酶"无效，故须早期、足量应用。

6. 阿托品可对抗＿＿＿＿＿症状，胆碱酯酶复活剂对＿＿＿＿＿症状有抵抗作用。

7. 血液 COHb 测定常用的方法为＿＿＿＿＿、＿＿＿＿＿、＿＿＿＿＿。

8. 阿托品、莨菪碱类中毒会引起瞳孔＿＿＿＿＿，有机磷、吗啡类中毒会引起瞳孔＿＿＿＿＿。

9. 急性巴比妥中毒的主要并发症和致死原因是＿＿＿＿＿和＿＿＿＿＿。

10. 酒精、阿托品中毒时皮肤黏膜呈＿＿＿＿＿，氰化物和一氧化碳中毒时呈＿＿＿＿＿，＿＿＿＿＿见于亚硝酸盐中毒。

三、选择题

（A1 型题）

1. 有机磷杀虫药中毒的瞳孔变化表现为（　　　）

A. 瞳孔散大　　　　　　　　B. 瞳孔一侧变大一侧缩小

C. 瞳孔呈针尖大小　　　　　D. 瞳孔对光反射消失

E. 瞳孔正常

2. 不明毒物中毒时适用洗胃的物质为（　　　）

A. 茶叶水　　　　　　　　　B. 1∶5000 高锰酸钾溶液

C. 鸡蛋清　　　　　　　　　D. 碳酸氢钠溶液

E. 清水

3. 服毒后，一般洗胃最有效的时间是（　　　）

A. 6 小时以内　　　　　　　　B. 7 小时以内

C. 8 小时以内　　　　　　　　D. 9 小时以内

E. 10 小时以内

4. 下列各项中，哪一项不符合有机磷农药中毒的临床表现（　　　）

A. 皮肤干燥，无汗　　　　　　B. 恶心呕吐

C. 肌肉颤动　　　　　　　　　D. 肺水肿

E. 视物模糊，瞳孔缩小

5. 怀疑一氧化碳中毒，常测定（　　　）

A. 全血胆碱酯酶活力　　　　　B. 高铁血红蛋白

C. 碳氧血红蛋白　　　　　　　D. 血常规

E. 心肌酶

6. 一氧化碳中毒是因一氧化碳与血红蛋白结合形成不易解离的（　　　）

A. 还原血红蛋白　　　　　　　B. 氧合血红蛋白

C. 血红蛋白　　　　　　　　　D. 碳氧血红蛋白

7. 酒精中毒的特效解毒剂是（　　　）

A. 阿托品　　　　　　　　　　B. 碘解磷定

C. 碳酸氢钠　　　　　　　　　D. 葡萄糖酸钙

E. 纳洛酮

8. 皮肤黏膜呈樱桃红色见于下列哪种中毒（　　　）

A. 一氧化碳　　　　　　　　　B. 氰化物

C. 铅中毒　　　　　　　　　　D. 有机磷

E. 甲醇

9. 氰化物中毒选用的解毒药为（　　　）

A. 亚硝酸铁　　　　　　　　　B. 亚硝酸镁

C. 亚硝酸钠　　　　　　　　　D. 硝酸钠

E. 二巯丙醇

10. 急性重度一氧化碳中毒的治疗方法首选（　　　）

A. 换血　　　　　　　　　　　B. 人工冬眠

C. 中枢兴奋剂

D. 面罩给氧

E. 高压氧舱

11. 有机磷杀虫药中毒后不能用 2% 碳酸氢钠洗胃的是下列哪项（　　　）

A. 内吸磷

B. 敌百虫

C. 敌敌畏

D. 乐果

E. 对硫磷

12. 有机磷杀虫药中毒引起烟碱样作用的临床表现是（　　　）

A. 恶心、呕吐

B. 呼吸肌麻痹

C. 流涎、流泪

D. 支气管分泌物增多

E. 心跳减慢

13. 有机磷杀虫药中毒病人达到阿托品化后仍出现面部、四肢抽搐，进一步治疗措施为（　　　）

A. 加大阿托品用量

B. 应用胆碱能复活剂

C. 输血

D. 高渗脱水剂

E. 镇静剂

14. 应用阿托品抢救有机磷杀虫药中毒时，下列哪项不支持阿托品化的指标（　　　）

A. 心率加快

B. 颜面潮红

C. 瞳孔较原来缩小

D. 口干、皮肤干燥

E. 肺部啰音减少或消失

15. 阿托品对下列哪个有机磷杀虫药中毒的症状无作用（　　　）

A. 肌肉颤动

B. 恶心、呕吐

C. 流涎、多汗

D. 支气管分泌物增多

E. 头晕，头痛，烦躁不安

16. 下列中毒病人除哪项外均表现为瞳孔缩小（　　　）

A. 酒精中毒

B. 吗啡类药物中毒

C. 毒蕈碱中毒

D. 巴比妥类中毒

E. 有机磷杀虫药中毒

17. 有机磷中毒病人经过治疗后症状缓解 24～96 小时后，突然发生死亡，称为（　　　）

A. 中间型综合征

B. 迟发性脑病

C. 中毒后遗症　　　　　　　　　D. 神经精神后发症

E. 骤死

18. 急性镇静安眠药中毒，可选用解毒药物促进苏醒，同时还有拮抗呼吸抑制作用（　　　）

A. 亚甲蓝　　　　　　　　　　　B. 维生素 K

C. 碘解磷定　　　　　　　　　　D. 阿托品

E. 纳洛酮

19. 肉毒杆菌中毒在我国主要发生在新疆（　　　）

A. 黑龙江　　　　　　　　　　　B. 西藏

C. 海南　　　　　　　　　　　　D. 四川

E. 新疆

20. 关于神经毒蛇咬伤的表现下列描述不正确的是（　　　）

A. 局部反应较重

B. 疼痛常于半小时内减轻或消失

C. 呼吸极度费力

D. 呼吸肌麻痹

E. 伤后数小时出现全身中毒症状

21. 海蛇咬伤的临床表现不包括下列哪项（　　　）

A. 进行性肌无力　　　　　　　　B. 肌肉疼痛

C. 局部伤口疼痛明显　　　　　　D. 少尿或无尿

E. 严重心律失常

22. 关于蛇咬伤的急救中不正确的处理是（　　　）

A. 肢体应限制活动

B. 口腔黏膜有破损者也可使用吸吮法吸出毒素

C. 高锰酸钾溶液彻底清洗伤口

D. 在伤口缘或红肿区上进行结扎

E. 向肢体远端方向挤压

23. 下列哪种毒蛇不含溶血毒素（　　　）

A. 五步蛇　　　　　　　　　　　B. 蝰蛇

C. 蝮蛇　　　　　　　　　　　　D. 竹叶青

E. 银环蛇

24. 毒蛇咬伤与无毒蛇咬伤的主要区别是伤处皮肤（　　　）

A. 留下两排对称细小齿痕
B. 不留齿痕
C. 可留一对大而深的齿痕
D. 引起小水泡
E. 局部麻木感

25. 金环蛇所含的毒性蛋白质属于（　　　）

A. 神经毒
B. 血液毒
C. 混合毒
D. 无毒
E. 皮肤毒

26. 竹叶青蛇咬伤后局部主要表现（　　　）

A. 无明显炎症反应
B. 轻微刺痛
C. 麻木感
D. 红肿、疼痛剧烈
E. 肌抽搐

27. 急性中毒后毒物排出的主要途径（　　　）

A. 经肾脏从尿中排出

B. 经肝胆途径由消化道排出

C. 挥发性物质可经呼吸道排出

D. 汗液

E. 唾液和乳汁

28. 肉毒中毒潜伏期大多数为 12 ～ 36 小时，起病突然，主要表现为（　　　）

A. 呼吸系统症状
B. 泌尿系统症状
C. 内分泌系统症状
D. 神经系统症状
E. 以上都不是

29. 下列物品中毒抢救时，禁忌洗胃的是（　　　）

A. 有机磷农药
B. 浓硫酸
C. 杀鼠剂
D. 安眠药
E. 阿托品

30. 有机磷农药口服中毒，出现症状的时间（　　　）

A. 可在 10 分钟至 1 小时内

B. 可在 10 分钟至 2 小时内

C. 可在 10 分钟至 3 小时内

D. 可在 10 分钟至 4 小时内

E. 可在 10 分钟至 5 小时内

（A2 型题）

31. 某施工队 20 余人，中午在食堂就餐 3 小时后出现腹痛、腹泻、呕吐等症状，并伴有恶心、呕吐，呕吐物为食用的食物，送至急诊就诊，对可疑食物、患者呕吐物、粪便进行细菌培养，查到病原体为沙门菌感染。选抗生素为（　　）

A. 喹诺酮类　　　　　　　　B. 四环素

C. 阿米卡星　　　　　　　　D. 青霉素

E. 大环内酯类

32. 患者男性，42 岁，在山丛中割草，不慎被蛇咬伤，现场急救以下哪项有错（　　）

A. 抬高伤肢　　　　　　　　B. 伤肢下垂

C. 就地取材，绑扎　　　　　D. 伤口排毒

E. 移除肢体上可能的束缚物

33. 患者女性，36 岁。在家用煤气洗澡后意识丧失，摔倒在地，家人发现后拨打"120"呼救，急救人员到达现场后发现病人面色樱桃红，首先考虑何种检查（　　）

A. 血常规　　　　　　　　　B. 氧合血红蛋白

C. 血红蛋白　　　　　　　　D. 碳氧血红蛋白

E. 脑电图

34. 患者女性，50 岁。午饭后恶心、呕吐，意识模糊，昨天曾和家人争吵。呼吸有大蒜气味，首先考虑什么问题（　　）

A. 氰化物中毒　　　　　　　B. 安眠药中毒

C. 吗啡中毒　　　　　　　　D. 有机磷中毒

E. CO 中毒

35. 某农民为果树喷洒有机磷农药后，出现中毒昏迷。下列处理措施不正确的是（　　）

A. 迅速去除污染的衣物　　　B. 立即用温热水清洗皮肤

C. 应用阿托品　　　　　　　D. 应用碘解磷定

E. 密切观察生命体征

36. 患者男性，49 岁。特殊职业，在生产有机磷农药工作中违反操作规定，出现恶心呕吐、多汗、流涎、瞳孔缩小，呼吸困难、大汗、肺水肿、惊厥等症状。全血胆碱酯酶活力降至 30% 以下，在治疗时使用阿托品静脉给药。当出现阿托品中毒时可采取措施是（　　　　）

　　A. 立即停药　　　　　　　　　B. 密切观察

　　C. 对症处理　　　　　　　　　D. 应用解磷定

　　E. 应用毛果芸香碱

37. 患者女性，62 岁。因煤气中毒 1 天后入院，患者处于浅昏迷状态，脉搏 130 次 / 分，皮肤多汗、面色潮红，口唇呈樱桃红色。潜在并发症是（　　　　）

　　A. 迟发性脑病　　　　　　　　B. 水电解质紊乱

　　C. 肺水肿　　　　　　　　　　D. 昏迷

　　E. 脑栓塞

38. 患者女性，58 岁。因煤气中毒 1 天后入院，深昏迷，休克，尿少，血 COHb60%，血压：80/50mmHg，急性一氧化碳中毒的病情属哪一种中毒（　　　　）

　　A. 重度中毒　　　　　　　　　B. 中度中毒

　　C. 轻度中毒　　　　　　　　　D. 慢度中毒

　　E. 极度中毒

39. 患者男性，65 岁。饮酒史 30 余年，每天饮白酒约半斤，近日出现眼球震颤、步态不稳、精神错乱，显示无欲状态，考虑酒精慢性中毒的（　　　　）

　　A. Wernicke 脑病　　　　　　　B. Korsakoff 综合征

　　C. 周围神经麻痹　　　　　　　D. 震颤谵妄反应

　　E. 酒精性幻觉反应

（A3/A4 型题）

（40 ～ 44 题共用题干）

患者女性，35 岁。被人发现昏迷且休克，屋内有火炉，且发现有敌敌畏空瓶。查体：体温 36℃，血压 90 / 60mmHg，四肢厥冷，腱反射消失，心电图一度房室传导阻滞，尿糖（＋），尿蛋白（＋），血液的 COHb 为 60%。

40. 该患者最可能的诊断是（　　　　）

　　A. 急性巴比妥类中毒　　　　　B. 急性有机磷农药中毒

C.急性 CO 中毒　　　　　　　　D.糖尿病酮症酸中毒

E.急性亚硝酸盐中毒

41.诊断该病后，首要的治疗方法是（　　　）

A.20% 甘露醇 250ml 快速静脉滴注

B.冬眠疗法

C.血液透析

D.能量合剂

E.氧气疗法

42.在抢救急性一氧化碳中毒时，为尽快纠正组织缺氧应首先（　　　）

A.迅速离开现场　　　　　　　　B.吸氧

C.注射激素　　　　　　　　　　D.高压氧治疗

E.输血

43.需急查碳氧血红蛋白，关于采集血标本，下列描述正确的是（　　　）

A.早期及时　　　　　　　　　　B.12 小时后

C.24 小时后　　　　　　　　　　D.36 小时后

E.8 小时后

44.中间综合征常发生在一氧化碳中毒后（　　　）

A.4 ～ 12 小时　　　　　　　　　B.24 ～ 96 小时

C.7 ～ 9 天　　　　　　　　　　D.12 ～ 24 天

E.30 ～ 60 天

（45 ～ 48 题共用题干）

某患者，因欲自杀服有机磷农药，被发现后急送医院。查体：昏迷状态，呼吸困难，皮肤湿冷，双瞳孔如针尖大小。

45.该患者入院给予洗胃，最好选用哪种洗胃液（　　　）

A.1∶5000 高锰酸钾液　　　　　B.硫酸铜溶液

C.NaHCO$_3$ 水　　　　　　　　　D.生理盐水

E.清水

46.在治疗本病时应用阿托品，下列哪一项不是阿托品治疗的有效指标
（　　　）

A.口干、皮肤干燥　　　　　　　B.颜面潮红

C.心率加快　　　　　　　　　　D.瞳孔较前缩小

E. 肺部啰音减少或消失

47. 有机磷中毒的死亡原因是（　　　）

A. 肺部感染　　　　　　　　　B. 脑水肿

C. 中间综合征　　　　　　　　D. 心脏骤停

E. 呼吸衰竭

48. 该患者应用氯解磷定静脉滴注治疗，其目的为（　　　）

A. 减少毒物吸收　　　　　　　B. 恢复胆碱酯酶活力

C. 预防脑水肿　　　　　　　　D. 对抗烟碱样症状

E. 对抗毒蕈碱症状

（49～51题共用题干）

患者男性，26岁。参加同事聚会有饮酒，被送入医院，表现为呼吸慢而有鼾声，伴有呕吐，心率快，132次/分，血压80/50mmHg。急查血乙醇，结果显示87mmol/L（400mg/dl）。

49. 目前患者处于（　　　）

A. 深昏迷　　　　　　　　　　B. 浅昏迷

C. 嗜睡　　　　　　　　　　　D. 兴奋期

E. 共济失调期

50. 急救措施中，患者应采取什么体位（　　　）

A. 平卧　　　　　　　　　　　B. 左侧卧位

C. 右侧卧位　　　　　　　　　D. 半卧位

E. 以上都不是

51. 使用药物拮抗剂，应使用下列哪种药物（　　　）

A. 新斯的明　　　　　　　　　B. 贝美格

C. 钠洛酮　　　　　　　　　　D. 毛果芸香碱

E. 氟马西尼

（52～53题共用题干）

患者女性，22岁。外出回家后话语多，面色红润，呼气有酒精气味，被送入医院，心率快，132次/分，血压正常，检查结果显示血中乙醇含量在80mg/dl。

52. 患者处于（　　　）

A. 深昏迷　　　　　　　　　　B. 浅昏迷

C. 嗜睡　　　　　　　　　　　D. 兴奋期

E. 共济失调期

53. 乙醇进入体内大部分由哪个部位吸收（　　　）

A. 胃吸收　　　　　　　　　　B. 十二指肠和空肠吸收

C. 十二指肠　　　　　　　　　D. 空肠

E. 回肠

（54～57题共用题干）

患者男性，36岁。野外工作者，在树丛中被蛇伤后，局部皮肤留下一对大而深的齿痕，且伤口出血，周围皮肤迅速出现瘀斑、血疱。

54. 咬伤此病人的蛇可能是（　　　）

A. 竹叶青蛇　　　　　　　　　B. 眼镜蛇

C. 金环蛇　　　　　　　　　　D. 蝮蛇

E. 银环蛇

55. 应优先采取下列何种急救措施（　　　）

A. 伤口排毒　　　　　　　　　B. 首先呼救

C. 早期绑扎伤口近心端的肢体　D. 立即送医院

E. 反复挤压伤口

56. 为减慢毒素吸收，伤肢应（　　　）

A. 限动并下垂　　　　　　　　B. 抬高

C. 局部热敷　　　　　　　　　D. 与心脏平

E. 局部按摩

57. 为降解伤口内蛇毒，可用于伤口外周封闭的是（　　　）

A. 糜蛋白酶　　　　　　　　　B. 胰蛋白酶

C. 淀粉酶　　　　　　　　　　D. 脂肪酶

E. 地塞米松

（58～60题共用题干）

患者男性，35岁。于田间劳作时被毒蛇咬伤，患者表现为局部红肿、瘀斑、血泡。

58. 关于该患者急救原则叙述，哪项是错误的（　　　）

A. 及早防止毒物扩散和吸收

B. 尽可能地减少局部损害

C. 有些蛇毒在 3 ～ 5 分钟即可被吸收

D. 毒蛇咬伤后首要任务给患者静脉输液，尽快排出体内毒素

E. 对患者的急救应越早越好

59. 关于减缓毒素吸收的措施，以下哪项不正确（　　）

A. 肢体应限制活动

B. 结扎应在咬伤 30 分钟内进行

C. 迅速在红肿区下进行结扎

D. 结扎后，每 30 分钟松开一次

E. 告知患者不可慌乱跑动

60. 应为该患者迅速排毒，关于此项措施下列哪项表述不正确（　　）

A. 向肢体近端方向挤压

B. 吸吮法

C. 注射器抽吸法

D. 以牙痕为中心切开伤口成 "+" 或 "*" 形

E. 注意切勿因清创排毒而延迟应用抗毒血清时间

四、简答题

1. 简述急性中毒的抢救原则。

2. 简述阿托品化与阿托品中毒的区别。

3. 简述急性有机磷农药中毒的临床表现。

4. 简述急性酒精中毒的护理要点。

5. 简述毒蛇咬伤急救与护理措施。

6. 简述酒精中毒急救措施。

五、病例分析

病例一

男性，65 岁，昏迷半小时。半小时前晨起其儿子发现病人叫不醒，未见呕吐，房间有一煤火炉，病人一人单住，昨晚还一切正常，肝、肾和糖尿病史，无药物过敏史。

查体：体温 36.8 ℃，脉搏 98 次 / 分，呼吸 24 次 / 分，血压 160/90mmHg，昏迷，呼之不应，皮肤黏膜无出血点，浅表淋巴未触及，巩膜无黄染，瞳孔等大，直径 3mm，对光反射灵敏，口唇樱桃红色，颈软，无抵抗，甲状腺（－），心界不大，心率 98 次 / 分，律齐，无杂音，肺叩清音，

无啰音，腹平软，肝脾未触及，克氏征（－），布氏征（－），双巴氏征（＋），四肢肌力对称。

1. 考虑该病人出现了何种紧急情况？

2. 目前的救治原则是什么？

病例二

患者女性，55岁。因意识不清1小时入院。之前患者曾与家属吵架。呕吐物有大蒜味，出汗多。既往体健。查体：体温36.5℃，脉搏60次/分，呼吸30次/分，血压95/55mmHg，神志不清，皮肤湿冷，肌肉颤动，巩膜不黄，瞳孔针尖样，对光反射弱，口腔流液，双肺散在湿啰音，心率60次/分，律齐，无杂音，腹软，肝脾未触及，下肢不肿。脑膜刺激征（－），病理征（－）。

1. 急诊科护士接诊患者后，应配合医生尽快采取哪些护理措施？

2. 医生确诊为"有机磷杀虫药中毒"，如何密切观察病情？

3. 医生嘱静脉注射阿托品，达到"阿托品化"的表现包括哪些？

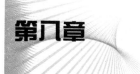

第八章

中暑、淹溺与触电病人的救护

 学习目标

1. 熟悉中暑的病因及发病机制。
2. 掌握中暑的护理评估、救治原则与护理措施。
3. 了解淹溺的病因及发病机制。
4. 熟悉淹溺的护理评估。
5. 掌握淹溺的救治原则与护理措施。
6. 了解触电的病因及发病机制。
7. 熟悉触电的护理评估。
8. 掌握触电的救治原则与护理措施。

【学习内容提炼，涵盖重点考点】

第一节　中暑的概述

中暑（heatillness）是指人体处于高气温或伴有湿度较大的环境中，以体温调节中枢障碍、汗腺功能衰竭和水电解质丧失过多为特征的急性疾病。

（一）病因

对高温环境的适应能力不足是致病的主要病因。促使中暑的原因：环境温度过高；产热增加；散热障碍；汗腺功能障碍。

★（二）中暑机制

1. 热射病（heat stroke）是因高温引起体温调节中枢障碍，热平衡失调使体内热量蓄积，当出汗速度减慢体温就明显上升，产生严重的生理和生化异常。

2. 热痉挛（heat cramp）是由于高温环境中大量出汗，水和盐丢失过多，引起肌肉痉挛和疼痛。

3. 热衰竭（heat exhaustion）是由于人体对热环境不适应，周围血管扩张，循环血量不足而发生虚脱，可伴有过多的出汗、失水、失盐。

4. 日射病　烈日暴晒头部，且头部无保护，进而造成脑组织的充血、水肿。

（三）护理评估

1. 病史　有无引起机体产热增加、散热减少或热适应不良的原因。注意是否是在高温环境下工作、有无中枢神经系统的症状等。

★2. 临床表现

（1）先兆中暑：体温正常或略有升高，★不超过38℃，轻微头晕、头痛、眼花、恶心、口渴、多汗、疲乏、能坚持工作、生活，脱离高温环境，稍事休息，即可恢复。

（2）轻度中暑：除有先兆中暑症状外，出现★体温升高在38℃以上，面色潮红，脉搏快速等表现或有循环衰竭的早期症状，如面色苍白、大量出汗、血压下降等，一般在适当休息和及时有效的处理后3～4小时可恢复正常。

（3）重度中暑：在上述表现的基础上，进一步出现昏厥、昏迷、痉挛、高热。作业人员具有前述中暑症状被迫停止工作，并在该工作日未能恢复工作或在工作中出现突然晕厥及热痉挛。根据其发生机制不同分为热衰竭、热痉挛、热射病和日射病四型。

1）热衰竭（中暑衰竭）：★最常见的一种，因大量出汗导致失水、失钠，外周血管扩张，使血容量不足，引起周围循环衰竭，★临床表现为头晕、头痛、口渴、恶心、呕吐、面色苍白、皮肤湿冷、★脉搏细速、血压下降、昏厥甚至昏迷。

2）热痉挛（中暑痉挛）：因体温正常或稍高，神志清醒，大量出汗后大量饮水，但未补充钠盐，致★血中氯化钠浓度急速降低时。表现为四肢无力、肌肉痉挛、疼痛，以腓肠肌多见，也可侵及腹肌、躯干肌痉挛引起急性腹痛，常为对称性。此型体温正常或仅有低热。

3）热射病（中暑高热）：*以高热、无汗、意识障碍"三联症"为热射病的典型表现。患者体内大量热能滞留，体温高达40℃以上，皮肤干燥无汗，皮肤干燥灼热，中枢神经，意识模糊，精神失常、躁动以至昏迷。也可出现癫痫样抽搐、谵妄等。

4）日射病：*烈日暴晒头部，且头部无保护，大脑温度可达40～42℃，进而造成脑组织的充血、水肿；由于受到伤害的主要是头部，所以，最开始出现的不适就是剧烈头痛、恶心呕吐、烦躁不安、面色苍白、脉细微、血压短暂下降、继而可出现昏迷及抽搐。

3.辅助检查　白细胞↑，高钾、低氯、低钠血症，蛋白尿、血尿、管型尿，血尿素氮↑，血肌酐↑。

（四）救治与护理

急救原则：尽快使病人脱离高温环境、迅速降温和保护重要脏器。

1.救治

*（1）现场救治：迅速将中暑者移至凉快通风处，脱去或解松衣服，使病人平卧休息；给病人喝含盐清凉饮料或含食盐0.1%～0.3%的凉开水；可能时给予口服降暑药。

*（2）重症中暑的处理：迅速降温，纠正水电解质紊乱和酸碱平衡的紊乱，积极防治循环衰竭、休克和并发症。降温包括物理降温和药物降温。

1）热痉挛补充含盐饮料，轻者可恢复。若痉挛性头痛反复发作，可静脉滴注生理盐水或葡萄糖生理盐水。

2）日热病及热射病*迅速降温是关键，高热持续时间越长，对脑组织的损伤就越严重，预后也越差。

1）体外降温

①立即撤离高温环境至阴凉通风处，进行皮肤肌肉按摩，促进散热。

②应用空调或电扇吹风，室内置冰等，使环境温度降温，*保持20～25℃。

③注意头部降温以保护大脑，腋下和腹股沟处可放置冰袋。

④用加入少量乙醇（5%～10%）的冰水或冷水擦拭全身皮肤，以促进散热。

⑤重症者可将病人冰水浴，并用力按摩颈部，躯干及四肢皮肤，防止肌肉

颤抖。密切观察病人生命体征。每浸浴10～15分钟，即抬出水面测肛温一次，如★体温降至38℃时即停止浸浴；如体温再次上升至39℃以上，可再次浸浴。

2）体内降温：体外降温无效者，用冰盐水（4～10℃）进行胃或直肠灌洗，也可将自体血液体外冷却后回输体内而降温。★中暑高热伴休克：动脉快速推注4℃葡萄糖盐水，降温效果最好。

3）药物降温：与物理降温同时进行效果较好。常用氯丙嗪25～50mg加入葡萄糖盐水500ml静脉滴注，2小时内滴完，可在2～3小时降温，药物降温主要药物还有地塞米松和人工冬眠药物。用药过程中要注意观察血压，体温不宜过低。

★（五）护理要点

1★密切观察病情变化：观察降温的效果及检测尿量、尿比重、动脉血气和凝血酶原的变化★，抽搐惊厥时按医嘱给地西泮10mg，肌内注射。

2.保持呼吸道通畅，随时清除呼吸道分泌物，给氧或应用人工呼吸器。

3.静脉输液要控制滴速，不宜过多过快，以防心力衰竭发生。

4.对有脑水肿征象者按医嘱快速静脉滴注脱水剂。

5.积极防治急性肾衰竭，如怀疑有肾衰竭，应早期使用20%甘露醇250ml或静脉注射呋塞米20mg。保持尿量30ml/小时。如病人无尿并出现高钾血症时应做透析准备。

6.对昏迷，药物降温者，应经常翻身，保持床铺干燥平整，按摩皮肤受压部位以预防褥疮。

7.对症护理做好口腔、皮肤、惊厥、饮食的护理。

第二节　淹溺的概述

人淹没于水或其他液体中，液体进入呼吸道及肺泡或反射性引起喉痉挛发生窒息和缺氧，而处于临床死亡状态称为淹溺（drowning）。溺水者救出后尚有大动脉搏动者称近乎淹溺（neardrowning）。淹溺是意外死亡常见原因之一，若急救不及时可导致呼吸、心跳停止而死亡。

（一）概述

1.病因　淹溺常见于以下情况：

（1）游泳能力弱者意外落水。

（2）潜水反射（diving reflects）致心搏骤停。

（3）游泳时间过长，体力耗竭或受冷水刺激发生肢体抽搐或肢体被植物、绳索缠绕等。

（4）游泳时，原有心脑血管等疾病的急性发作。

（5）自杀者投入。

2. 发病机制

（1）*干性淹溺：溺水后，因恐惧、惊慌或骤然寒冷刺激而引起喉痉挛导致窒息和（或）反射性心搏骤停而死亡，而呼吸道和肺泡很少或无水吸入，约占淹溺者的 10%。

（2）*湿性淹溺：由于不能继续屏气而使大量的水随着吸气进入到呼吸道和肺泡，引起严重缺氧、高碳酸血症和代谢性酸中毒，数秒钟后神志丧失，呼吸停止，心室颤动。占淹溺者的 90%。根据吸入的是淡水还是海水，其病理生理过程有所不同。

1）*海水淹溺：主要的血电解质变化为高血钠、高血钙和高血镁。高钙血症可导致心律失常，甚至心脏停搏。高镁血症可抑制中枢和周围神经，导致横纹肌收缩力减弱、血管扩张和血压降低。

2）*淡水淹溺：血液电解质的变化主要为低钠血症、低氯血症和低蛋白血症，可使心脏骤停。溶血后过量的游离血红蛋白堵塞肾小管，引起急性肾衰竭。

海水淹溺和淡水淹溺的病理特点比较，见表 8-1。

表 8-1 海水淹溺与淡水淹溺病理特点比较

项目	海水淹溺	淡水淹溺
血液总量	减少	增加
血液性状	浓缩显著	稀释显著
红细胞损害	很少	大量
血浆电解质	钠、钙、镁、氯离子增加	钾离子增加
心室颤动	极少发生	常见
主要致死原因	肺水肿、脑水肿、心力衰竭	肺水肿、脑水肿、心力衰竭、心室颤动

（二）病情评估

1. 淹溺史 注意溺水的时间、地点、水源性质，注意检查头部有无撞伤痕迹等。

2. 临床表现

（1）症状：淹溺者表现为神志丧失，呼吸停止，大动脉搏动消失，处于临床死亡状态；淹溺者临床表现的个体差异较大，与淹溺时间长短、吸入水量的多少、吸入水的性质及器官损害范围有关，可有剧烈咳嗽、咳粉红色泡沫痰、头痛、视觉障碍、呼吸困难、寒战发抖、抽搐等，溺入海水者口渴明显。

（2）体征：皮肤发绀，颜面肿胀，球结膜充血，口鼻充满泡沫或污泥。腹部膨隆，四肢厥冷。呼吸表浅、急促或停止，肺部可闻及干湿啰音，偶有喘鸣音。心律失常、心音微弱或消失。常出现精神状态改变，如烦躁不安、昏睡、昏迷等。有时可发现头、颈部损伤。

3. 实验室检查

（1）血液检查：外周血白细胞轻度增高，并发感染后增高明显。淡水淹溺者出现血钾升高，血钠、血氯、血钙降低；海水淹溺者有血钠、血钙、血镁、血氯浓度增加。血气分析提示低氧血症及酸中毒。

（2）尿液检查：可有血红蛋白尿、管型尿。

（3）X线检查：肺门阴影扩大和加深，肺间质纹理增深，肺野中有大小不等的絮状渗出或炎症改变，或有两肺弥漫性肺水肿的表现。

（4）ECG检查：常表现为窦性心动过速，非特异性ST段和T波改变，通常数小时内恢复正常。严重病例可出现室性心律失常，完全性房室传导阻滞。

（三）紧急救护

*1. 现场救护包括

（1）迅速将淹溺者救出水面。

（2）保持呼吸道通畅：立即清除其口鼻中的杂草、泥污、泡沫和呕吐物等。取下义齿，松解衣领、内衣、腰带和背带等，保持呼吸道通畅。

（3）倒水处理：采用膝顶法、肩顶法、抱腹法等迅速进行倒水处理。

（4）无心跳、呼吸停止者迅速心肺复苏。

（5）迅速转送医院，在病人转运过程中，不应停止心肺复苏。

2. 救护措施

（1）水中救护

1）自救：溺水后要尽量保持镇静。不可将手上举或挣扎，否则会下沉得更快，故在呼救的同时应仰卧，头向后，口鼻向上露出水面，呼气宜浅，吸气宜深，争取能较长时间浮于水面以待救援。会游泳者若因腿部肌肉痉挛而引起溺水，应尽快呼救，同时可划动双手，将头露出水面，深吸气后，弯腰将痉挛下肢的踇趾用力往前上方拉，直至疼痛消失，痉挛停止，反复按摩痉挛疼痛部位，好转后，立即游向岸边。

2）他救：发现有人溺水时，救护者应立即高声呼救，同时脱去厚重的外衣和鞋靴，最好携带救生圈、球或木板等迅速游到溺水者后方；徒手救护时可用一只手从背后抱住溺水者头颈，另一手抓住溺水者手臂，用仰泳方式将其拖到岸边。救护时应防止被溺水者紧紧抱住，如已被抱住，应松手下沉，先与溺者脱离，然后再救。

若救护者不会游泳或游泳技术不熟练，可在呼救的同时，设法投下绳索、竹竿、木板或救生圈等，让溺水者抓住，再拖上岸。

（2）岸边救护

1）保持呼吸道通畅：保持呼吸道通畅是维持呼吸功能的重要前提。将溺水者从水中救出后，立即清除其口鼻中的杂草、泥污、泡沫和呕吐物等。取下义齿，松解衣领、内衣、腰带和背带等，但注意保暖，必要时将舌头用手帕、纱布包裹拉出，或用包纱布的手指将舌头拉出口外，保持呼吸道通畅。倒水处理，行心肺复苏。

2）现场心肺复苏：是淹溺救护中重要的措施。对呼吸心跳停止者，应立即进行现场心肺复苏（具体方法详见本书第五章）。有条件者现场给予吸氧、输液等处理后再转送，在转送和搬运中，应始终保持呼吸道通畅，保证吸氧、输液通畅，密切监测病情变化，送达医院时，认真向接诊医护人员交班。

（3）院内救护

1）迅速将病人安置在抢救室，换下湿衣裤，注意保暖。

2）维持呼吸通畅，必要时行气管插管或气管切开，人工机械辅助呼吸；同时给予呼吸兴奋剂、肾上腺素等。

3）维持循环功能，密切监测病人血流动力学的改变，如心电、血压、脉搏、CVP（中心静脉压）、动脉血压等。如室颤未恢复者，可进行电除颤或药物除颤。

4）对症治疗

*1）纠正血容量：海水淹溺者，静脉滴注5%葡萄糖溶液或输入血浆，以稀释被浓缩的血液和增加血容量，切忌输入生理盐水；*淡水淹溺者，静脉滴注2%～3%氯化钠或输入全血或红细胞，以纠正血液稀释和阻止红

细胞溶解。注意并发症的防治及处理，如骨折、肺水肿、脑水肿、ARDS、DIC、急性肾衰竭、电解质紊乱、肺部感染等。

2）保护肝肾功能，促使脑功能的恢复。防治脑水肿和肺部感染。

3）纠正水、电解质紊乱和酸碱失衡，防治急性肾衰竭。

（4）护理要点：①密切观察病情变化：注意观察神志、呼吸频率、深度及痰液的变化；注意观察尿量变化。②输液护理：控制输液速度。③复温护理：采用热水浴法、温热林格液灌肠法等及时复温。④做好心理护理。

第三节　触电的概述

（一）触电的概念

一定量的电流通过人体致使组织损伤和功能障碍甚至死亡，称为电击（electric injury）或电损伤，俗称触电。

（二）病因与发病机制

触电常见的原因是人体直接接触电源，或在高压电和超高压电场中电流电击人体。低电压触电常因心室颤动而死亡，高压触电引起呼吸中枢抑制、麻痹，导致呼吸停止而死亡。

（三）影响触电损伤严重程度的因素

包括电流类型、电流强度、电压高低、电阻大小、电流通过途径、电流接触时间。

（四）护理评估

1. 包括触电史

2. 临床表现

轻者仅有瞬间感觉异常，重者可致死亡。

（1）全身表现：头痛、头晕、心悸等。高压触电常发生意识丧失，心脏、呼吸骤停，甚至死亡。幸存者可有定向力丧失和癫痫发作。部分病例有心肌和心脏传导系统损害。严重者出现低血容量性休克、急性肾衰竭。

（2）局部表现：低压电引起的损伤伤口较小，一般不损伤内脏；高压电常有一处进口和多处出口，伤面不大，但可深达肌肉、神经、血管，甚至骨骼，有"口小底大，外浅内深"的特点。随着病情发展，可出现组织坏死，致残率高达35%～60%。

（3）并发症：可有短期精神异常、心律失常、肢体瘫痪、继发性出血或血供障碍、局部组织坏死继发感染、高钾血症、酸中毒、急性肾衰竭、永久性失明或耳聋等。

＊（五）救治与护理

1. 现场救治

（1）迅速脱离电源：立即切断电源或用木棒、竹竿等绝缘物使病人脱离电源。

（2）保持呼吸道通畅：松解上衣领口和腰带，使其呈仰卧位，头向后仰，清除口腔中的异物，有义齿应取出。

（3）心肺复苏：病人脱离电源后应立即检查病人心肺情况。如发现呼吸停止、颈动脉处触及不到搏动，要立即进行口对口人工呼吸和胸外心脏按压，并要坚持不懈地进行。主张人工呼吸至少应继续4小时以上，甚至6～8小时。医院内救护：维持有效呼吸；心电监护和纠正心律失常，出现心室颤动可采用电除颤和药物除颤。药物除颤常用药物包括：盐酸肾上腺素和利多卡因。创面处理。筋膜松解术和截肢。对症处理。

2. 护理要点

（1）严密观察病情变化，定时监测生命体征；心律失常的监测。

（2）合并伤的护理。

（3）加强基础护理。

【模拟试题测试，提升应试能力】

一、名词解释

1. 中暑　2. 热痉挛　3. 干性淹溺　4. 触电

二、填空题

1. 中暑病人降温措施包括：_____、_____；物理降温包括：_____、_____、_____。

2. 低电压触电常因_____而死亡，高压触电引起呼吸中枢抑制、麻痹，导致_____而死亡。

3. 淹溺的倒水处理有_____、_____、_____3种方法。

4. 高压电击所致的烧伤，常有一处进口和多处出口，伤面不大，但可深达肌肉、神经、血管，甚至骨骼，有_____、_____的特点。

三、选择题

（A1型题）

1. 中暑病人的治疗，首先采取的措施是（　　　）

A. 撤离高温环境　　　　　　　　　B. 立即静脉输液

C. 头部降温保护脑细胞　　　　　　D. 立即冰水浸浴

E. 氯丙嗪静脉注射降温

2. 治疗海水淹溺者不能输入的药物是（　　　）

A. 5%GS　　　　　　　　　　　　B. 低分子右旋糖酐

C. 地塞米松　　　　　　　　　　　D. NS

E. 血浆

3. 中暑的最主要原因是（　　　）

A. 环境高温　　　　　　　　　　　B. 环境高湿度

C. 病人个人情况　　　　　　　　　D. 服用了阿托品等抗胆碱能药物

E. 饮水过少

4. 干性淹溺引起溺死的主要原因是（　　　）

A. 喉痉挛引起窒息

B. 水进入呼吸道，引起窒息

C. 泥沙进入呼吸道，引起窒息

D. 人在水中挣扎，耗氧量增加，加重缺氧，引起心脏停搏

E. 水进入肺内，引起窒息

5. 关于触电的现场救护，下列正确的做法是（　　　）

A. 立即将触电者拉离电源

B. 先断开电源，再接触触电者

C. 如不能断开电源，应先将病人拉开

D. 不能断开电源，可用身边物品将电源挑开

E. 等待救护人员

6. 热射病的特征是（　　　）

A. 高热、无汗、昏迷　　　　　　　　B. 肌肉痉挛

C. 乏力、眩晕、多汗　　　　　　　　D. 周围循环衰竭

E. 嗜睡、抽搐、呼吸快而浅

7. 中暑病人最适宜的环境温度是（　　　）

A. 12 ～ 16℃　　　　　　　　　　　B. 15 ～ 20℃

C. 20 ～ 25℃　　　　　　　　　　　D. 22 ～ 26℃

E. 24 ～ 28℃

8. 中暑降温时冰袋禁放于（　　　）

A. 心前区　　　　　　　　　　　　　B. 腹部

C. 足底　　　　　　　　　　　　　　D. 阴囊处

E. 以上都是

9. 周围环境温度高于皮肤温度时，人体散热的主要途径是（　　　）

A. 辐射　　　　　　　　　　　　　　B. 传导

C. 对流　　　　　　　　　　　　　　D. 蒸发

E. 以上都是

10. 中暑的体表降温当肛温降至多少时应暂停降温（　　　）

A. 39℃　　　　　　　　　　　　　　B. 38℃左右

C. 37℃　　　　　　　　　　　　　　D. 36℃

E. 36.5℃

11. 以下影响电击伤严重程度的陈述，错误的是（　　　）

A. 电流强度越强，对人体损害性越大

B. 电压越高，产生电流就越大，对人体的损害也越重

C. 电阻越大，组织损害越严重

D. 凡电流流经心脏、脑干或脊髓者，均可导致严重后果

E. 电流通过人体时间越长，机体受损越严重

12. 电流击伤对人的致命作用是（　　　）

A. 引起心室颤动　　　　　　　　　　B. 诱发心动过速

C. 导致心室血流减慢　　　　　　　　D. 造成心肌缺血

E. 急性肾损伤

13. 抢救触电病人应立即采取的措施是（   ）

　　A. 切断电源　　　　　　　　　B. 处理电烧伤

　　C. 吸氧　　　　　　　　　　　D. 人工呼吸

　　E. 心肺复苏

14. 关于淡水淹溺的病理生理变化，下列不正确的是（   ）

　　A. 血容量增加　　　　　　　　B. 低钠血症

　　C. 高氯血症　　　　　　　　　D. 低蛋白血症

　　E. 高钾血症

（A2 型题）

15. 女，68 岁，在烈日下行走 30 分钟，出现头晕、胸闷、恶心。体检：意识清楚，肛温 38.5℃，呼吸急促，脉搏缓慢有力。以下处理错误的是（   ）

　　A. 保持呼吸道畅通　　　　　　B. 安置于 22℃的空调房间

　　C. 吸氧　　　　　　　　　　　D. 头部置冰帽

　　E. 冰水浸浴

16. 已适应高温环境的青壮年在剧烈体力劳动后大量排汗而自觉口渴，大量饮水而盐分补充不足时发病，主要表现为腓肠肌痉挛性疼痛，被称为（   ）

　　A. 热痉挛　　　　　　　　　　B. 热衰竭

　　C. 日射病　　　　　　　　　　D. 热射病

　　E. 稀释性低钠血症

17. 病人烈日下工作 2 小时后，出现头晕、头痛、口渴、多汗、全身疲乏、心悸、注意力不集中、动作不协调等症状，血压 90/60mmHg，此时最佳的处理措施为（   ）

　　A. 立即将病人搬离高温环境到通风阴凉处休息

　　B. 冰水浸浴 30 分钟

　　C. 口服大量清凉饮料

　　D. 静脉滴注葡萄糖盐水

　　E. 快速静脉滴注甘露醇

18. 患者男性，36 岁。在高温、高湿环境下工作 3 小时后，出现头痛、头晕，随即出现嗜睡、颜面潮红、皮肤干燥无汗、脉搏细数、体温升高至 40.5℃，血压 80/50mmHg，即去医院急诊室，应考虑病人发生了什么情况（   ）

　　A. 急性中毒　　　　　　　　　B. 重症中暑

C.脑血管意外
D.脑瘤

E.脑炎

19.患者男性，45岁。特殊工种，炎热夏天在高温下工作数日，近日出现全身乏力、多汗，继而体温升高，有时可达40℃以上，并出现皮肤干热，无汗、谵妄和抽搐，脉搏加快，血压下降，呼吸浅速等表现，考虑可能是热射病（中暑高热）。热射病的"三联症"是指（　　）

A.高热、无汗、意识障碍
B.高热、烦躁、嗜睡

C.高热、灼热、无汗
D.高热、疲乏、眩晕

E.高热、多汗、心动过速

20.患者男性，56岁，建筑工人。在高温闷热的夏天室外工作，近日出现全身乏力，继而体温升高，有时可达40℃以上，并出现皮肤干热，无汗、谵妄和抽搐，脉搏加快，血压下降，呼吸浅速等表现，来急诊室就诊，考虑可能是热射病（中暑高热）。患者的病室应保持室温在（　　）

A.18～20℃
B.20～22℃

C.22～26℃
D.20～25℃

E.18～22℃

21.患者男性，56岁，建筑工人。在高温闷热的夏天进行室外工作，近日出现全身乏力，继而体温升高，有时可达40℃以上，并出现皮肤干热，无汗、谵妄和抽搐，脉搏加快，血压下降，呼吸浅速等表现，来急诊室就诊，考虑可能是日射病（中暑高热），首选治疗措施是（　　）

A.降温
B.吸氧

C.抗休克
D.治疗脑水肿

E.纠正水、电解质紊乱

（A3/A4型题）

（22～26题共用题干）

患者男性,60岁。在太阳下暴晒1小时后出现胸闷气短、面色苍白及昏厥症状。查体体温37.9℃，血压110/60mmHg，脉搏120次/分,呼吸20次/分。患者有10年糖尿病史。

22.该患者确切诊断为（　　）

A.轻度中暑
B.中暑衰竭

C.中暑痉挛
D.中暑高热

E. 热射病

23. 以下救护措施哪项不合适 (　　)

A. 立即将患者转移到阴凉处　　　　　B. 口服冰盐水

C. 冰水擦浴　　　　　　　　　　　　D. 冰水浸浴

E. 静脉补液

24. 该患者病室最佳温度为 (　　)

A. 15 ～ 25℃　　　　　　　　　　　B. 20 ～ 25℃

C. 22 ～ 27℃　　　　　　　　　　　D. 25 ～ 30℃

E. 23 ～ 28℃

25. 以下哪项指标是首要监测目标 (　　)

A. 心率　　　　　　　　　　　　　　B. 血压

C. 体温　　　　　　　　　　　　　　D. 呼吸

E. 意识

26. 如果在救护过程中患者病情恶化体温超过 41℃ 以上, 在降温过程中应如何进行有效监测 (　　)

A. 每隔 5 ～ 15 分钟监测一次腋温　　B. 每隔 5 ～ 15 分钟监测一次肛温

C. 每隔 5 ～ 15 分钟监测一次口温　　D. 每隔 15 ～ 30 分钟监测一次腋温

E. 每隔 15 ～ 30 分钟监测一次肛温

（A3/A4 型题）

（27 ～ 29 题共用题干）

一农民在农作时不小心误入高压电线落地点的附近内。

27. 该农民容易发生哪种触电 (　　)

A. 单项触电　　　　　　　　　　　　B. 二项触电

C. 交流电触电　　　　　　　　　　　D. 直流电触电

E. 跨步电压触电

28. 当该农民发现自己进入可能触电区域内, 最安全的离开方式为 (　　)

A. 大步快跑　　　　　　　　　　　　B. 就地蹲下

C. 正常走开　　　　　　　　　　　　D. 双脚跳离开

E. 单脚跳离开

29. 该农民在离开的过程中两脚间的距离不应超过 (　　)

A. 30cm　　　　　　　　　　　　　　B. 45cm

C. 60cm　　　　　　　　　　　　D. 80cm

E. 90cm

（A3/A4 型题）

（30～33 题共用题干）

患儿 6 岁，与同伴玩耍时失足落水，9 分钟后被人发现救起，出水后检查不到呼吸，但可触摸到颈总动脉搏动。

30. 该患儿确切诊断为（　　　　）

A. 溺水　　　　　　　　　　B. 近乎淹溺

C. 溺死　　　　　　　　　　D. 猝死

E. 窒息

31. 该患儿出水后有效倒水措施应首选（　　　　）

A. 抱腹法　　　　　　　　　B. 肩顶法

C. 膝顶法　　　　　　　　　D. 按压腹部法

E. 按压胸部法

32. 出水后首要的救护措施（　　　　）

A. 保持气道的通畅　　　　　B. 心脏按压

C. 复温　　　　　　　　　　D. 静脉输液

E. 心理护理

33. 观察病情时以下哪项可以次要考虑（　　　　）

A. 患者的神志及瞳孔变化　　B. 呼吸功能

C. 循环功能　　　　　　　　D. 体温

E. 肾功能

四、简答题

1. 热衰竭的特点是什么？

2. 重症中暑病人降温的方法有哪些？

3. 淹溺现场抢救措施有哪些？

4. 电击伤的现场救护措施有哪些？

五、病例分析

男性，16 岁，不慎跌入水库中，体温 36.8℃，表情淡漠，心率 110/ 分，血压 110/70mmHg，心电图示窦性心律，偶发室性早搏。

问：1. 最可能的诊断是什么？

2. 应该如何给病人输液？

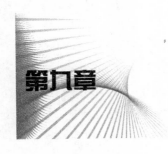

第九章

昏　迷

 学习目标

1. 了解昏迷的病因与发病机制。
2. 熟悉昏迷的临床表现、救治原则及措施。
3. 掌握昏迷的护理评估要点。
4. 掌握昏迷的护理评估与护理措施。

【学习内容提炼，涵盖重点考点】

第一节　昏迷的概述

昏迷（coma）是大脑皮质和皮质下网状结构发生高度抑制，引起脑功能严重障碍、机体对外界环境的刺激缺乏反应的一种严重的病理状态。其主要特征是随意运动丧失，对外界刺激失去正常反应并出现病理反射活动。

（一）病因

1. 颅脑疾病　包括颅内感染、颅脑外伤、颅内占位性病变、脑血管疾病及其他。

2. 全身疾病　包括全身感染性疾病，内分泌与代谢障碍，水、电解质紊乱和酸碱平衡失调，物理损害，化学中毒及其他。

（二）护理评估

1.健康史

（1）起病方式：急性起病者多见于急性感染、颅脑外伤、急性脑血管病、中毒、触电、癫痫大发作后和一过性脑供血不足等；亚急性发病则以代谢性脑病、化学伤及放射伤多见；起病缓慢者，常见于尿毒症、肝昏迷、颅内占位性病变、肺性脑病等；脑血栓形成多于安静状态下发病；★首发症状是昏迷者多提示颅内病变。

（2）伴随症状：昏迷伴有脑膜刺激征，常见于蛛网膜下腔出血或脑膜炎等；反复头痛、呕吐伴偏瘫多见于急性脑血管病、颅脑外伤和脑占位病变等；伴抽搐常见于癫痫、高血压脑病、脑栓塞、子痫等；伴发热常见于甲状腺危象、感染性疾病等；伴黄疸常见于肝性脑病。

（3）发病年龄和季节：年幼者，春季发病以流行性脑脊髓膜炎多见，夏秋季则常见于乙脑、中毒性菌痢等；青壮年以脑血管畸形为多；有高血压病史的中老年病人，应考虑脑出血、脑梗死等。

（4）发病现场：现场环境有高压电线断落时应考虑电击伤可能；有安眠药瓶和农药瓶遗留应注意安眠药中毒和农药中毒。

（5）病人的情绪和生活情况：询问病人日常思想情绪、工作情况和婚恋、家庭生活情况，了解有无精神刺激因素，排除服用安眠药中毒或其他药物中毒的可能。

（6）既往史：重点了解高血压、癫痫、糖尿病和心、肺、脑、肝、肾等重要脏器疾病史，以确定有无急性脑血管病、低血糖或血糖过高、肺性脑病、肝性昏迷和尿毒症的可能。

2.★昏迷程度分级

昏迷是最严重的意识障碍。按其程度可将昏迷分为浅昏迷、中度昏迷和深昏迷。

（1）浅昏迷：病人的随意运动丧失，对周围事物和声音、强光等刺激均无反应，仅对强烈的疼痛刺激（如压迫眶上神经）有肢体简单的防御性运动和呻吟伴痛苦表情。各种生理反射如吞咽、咳嗽、瞳孔对光、角膜反射等存在。脉搏、呼吸、血压无明显变化。可出现大小便潴留或失禁。

（2）中度昏迷：对周围事物及各种刺激全无反应，对剧烈刺激偶可出现防御反射。各种生理反射均减弱。脉搏、呼吸、血压有所变化。大小便潴留或失禁。

（3）深昏迷：全身肌肉松弛，对周围事物和各种刺激全无反应，各种生理反射均消失。呼吸不规则，血压下降，大小便失禁。

格拉斯哥评分法（GCS）：目前通用的昏迷量表是格拉斯哥昏迷分级（Glasgowcomascale，GCS）计分法检查（表9-1）。GCS是根据病人的眼睛、语言以及运动对刺激的不同反应给予评分，从而对病人的意识状态进行判断。该方法还能对病情发展、预后、指导治疗提供较为可信的客观数据。

＊表 9-1　格拉斯哥昏迷量表（Glasgowcomascale，GCS）

睁眼反应（E）		语言反应（V）		运动反应（M）	
自发睁眼	4	回答正确	5	遵命运动	6
呼唤睁眼	3	回答错误	4	刺痛定位（防御）	5
刺痛睁眼	2	吐词不清	3	肢体回缩（躲让）	4
无反应	1	有音无语	2	异常屈曲（去皮质强直）	3
		无反应	1	异常直伸（去脑强直）	2
				无反应	1

注：①本表由3部分组成。其中睁眼反应1～4分；语言反应1～5分；运动反应1～6分

②以检查时最佳反应作为结果。总分：GCS=E+V+M；8分以下为昏迷，最差分为3分，最佳分为意识清醒15分

＊（三）昏迷病人的救治原则

1.迅速采取措施，维持基本生命体征。

2.对症处理，维持重要脏器功能。

3.积极进行病因治疗。

＊（四）救护措施

1.密切观察病情变化

根据病人病情严重程度，确定意识、瞳孔、体温、脉搏、呼吸及血压的观察测定时间，＊昏迷初期病情严重者测量时间每15～30分钟一次；病情较轻者可0.5～1小时测一次。病情稳定者可逐渐增加观察间隔时间，如每4小时一次。测定结果应及时准确记录，并注意观察昏迷和清醒的时间。＊观察中应密切注意GCS指数变化，如发现指数迅速下降，则提示有中枢神经系统继发性损害的可能。如发生脑水肿、出血及脑缺血等，必须及时报告医生，迅速进行救治。

2.保持呼吸道通畅

＊平卧位，头偏向一侧，吸痰，观察缺氧情况，必要时行气管插管或气管切开，使用呼吸兴奋药物，给予人工呼吸或机械通气等检测。

3.维持水、电解质及酸碱平衡

根据病情及血电解质检测结果，适当补充钾、钠等成分，定期测电解

质，防止水、电解质紊乱及酸碱失衡。每日补液量 1500～2000ml，总热量
1500～2000kcal。

4. 对症处理

消除脑水肿、促进脑功能恢复、保持有效的低温冬眠疗法。

5. 病因治疗

如颅内占位病变应尽快手术、中毒者要洗胃等。

6. 加强基础护理，预防并发症

（1）口腔、眼部护理：每日 3 次口腔护理，病人意识不清，操作采用弯
血管钳夹住无菌棉球蘸取适量生理盐水、冷开水或复方硼酸溶液进行擦洗；
注意观察口腔有无真菌感染、黏膜溃疡及腮腺炎等并发症，如有应遵医嘱给
予针对性治疗。病人眼睑不能闭合时，涂抗生素眼膏加盖凡士林纱布，避免
暴露空中，以防结膜炎、角膜炎的发生。

（2）防止坠积性肺炎：在呼吸道充分湿化的基础上，定时翻身、叩背，
及时吸除痰液，防止呼吸道分泌物或呕吐物吸入气道。定期更换吸氧导管，
以保持清洁和通畅。

（3）预防褥疮：*定时翻身，每 2 小时一次，必要时 30 分钟一次。给予
局部皮肤组织按摩。保持病人皮肤和床单的清洁干燥。每日用温水清洁皮肤
一次。床铺也应保持清洁、干燥、平整、无渣屑。*注意对骨髓突起部位给
予气圈或海绵衬垫。对受压处可蘸少许 50% 乙醇给予按摩，每次 3～5 分钟，
以改善局部血液循环。

（4）留置尿管的护理：为防止泌尿道感染，应保持尿管通畅，避免尿管
扭曲受压，引流管应保持向下，并给予足够饮水量（病情不允许者除外）。每
天为病人清洁插管局部和尿道口，观察引流出尿液的质和量，发现感染征象
应及时报告。

（5）饮食护理：昏迷病人一般应禁食，但对于昏迷时间较长者，应给予
鼻饲流质（营养丰富、高热量、易消化的流质），每次鼻饲量 200～350ml，
每日 4～5 次，以保证营养供给。鼻饲管应每周清洗、消毒一次；*长期昏
迷者每个月更换鼻饲管一次。

（6）体温的护理：病人体温不升时，可使用热水袋。长期昏迷的病人末
梢循环不好，冬季时手、脚越发冰凉；注意避免直接接触病人的皮肤。*使
用热水袋时应加套避免烫伤病人，水温不宜超过 50℃。

（7）对于大便失禁者，须做好皮肤护理：每次排便后用热毛巾擦洗肛门周围皮肤，涂氧化锌软膏；对于便秘者可酌情给予润肠药物，必要时灌肠通便；对于尿失禁病人，应予留置导尿，长期留置导尿者，应定时放尿，以锻炼膀胱的反射功能。

（8）准确记录病人的出入量。

【模拟试题测试，提升应试能力】

一、名词解释

1. 浅昏迷　2. 深昏迷

二、填空题

1. 昏迷伴有脑膜刺激征，常见于_____等；反复头痛、呕吐伴偏瘫多见于_____等；伴抽搐_____；伴发热常见于_____等；伴黄疸_____。

2. 昏迷初期病情严重者测量时间每_____一次；病情较轻者可_____测一次。病情稳定者可逐渐增加观察间隔时间，_____一次。

3. 使用时热水袋加套避免烫伤病人，水温不宜超过_____℃。

4. 格拉斯哥昏迷量表，其中睁眼反应_____分；语言反应_____分；运动反应_____分。

三、选择题

（A1 型题）

1. 昏迷病人双侧瞳孔散大可见于（　　　）

A. 有机磷农药中毒　　　B. 安眠药中毒　　　C. 吗啡中毒

D. 阿托品中毒　　　E. 虹膜炎症

2. 昏迷病人宜采取（　　　）

A. 平卧位、头偏向一侧　　　　　　B. 半卧位

C. 左侧卧位　　　　　　　　　　　D. 右侧卧位

E. 头低足高位

3. 下列哪项不属于昏迷病人的院外救护措施（　　　）

A. 取平卧位、避免搬动　　　　　　B. 通畅气道

C. 心电监护　　　　　　　　　　　D. 针刺人中、合谷等穴位

E. 维持循环功能

4. 昏迷病人双侧瞳孔针尖样缩小，可考虑（　　）

A. 有机磷农药中毒　　　　　　　B. 可卡因中毒

C. 青光眼　　　　　　　　　　　D. 阿托品中毒

E. 视神经萎缩

5. 关于 GCS 昏迷评分方法，下列描述正确的是（　　）

A. 是根据病人睁眼、意识及运动对刺激的不同反应进行打分，然后将 3 种分相加

B. GCS 满分为 15 分，7 分以下为昏迷

C. 以检查时最差反应作为结果

D. 评分最差分为 2 分

E. 评分越低，说明病情越轻，预后越好

6. 外伤后急性硬膜外血肿，最典型的意识变化是（　　）

A. 昏迷—清醒—昏迷　　　　　　B. 清醒—昏迷

C. 持续性昏迷加重　　　　　　　D. 昏迷—嗜睡

E. 昏迷—清醒

7. 关于脑震荡的描述正确的是（　　）

A. 是一种严重的脑损伤　　　　　B. 可出现严重的意识障碍

C. 受伤后有逆行性健忘　　　　　D. 有脑组织器质性损害

E. 属于继发性脑损伤

8. 关于硬膜外血肿的描述哪项是错误的（　　）

A. 急性硬膜外血肿多见颞部　　　B. 严重时可出现持续性昏迷

C. 原发性昏迷后可有清醒期　　　D. 患侧瞳孔散大、健侧肢体瘫痪

E. 健侧瞳孔散大、患侧肢体瘫痪

9. 下列哪项是轻型颅脑外伤患者的表现（　　）

A. 昏迷时间在 12 小时以内　　　B. GCS 计分为 9～12 分

C. 醒后有轻度神经系统的阳性体征　D. 生命体征无明显改变

E. 常出现颈项强直或脑膜刺激征

10. 关于特重型颅脑损伤的描述哪项不正确（　　）

A. 伤后 3 小时内可出现去大脑强直状态的症状

B. 双瞳散大，生命体征严重紊乱

C. 呼吸不正常或停止

D. 格拉斯哥计分为 3 ~ 5 分

E. 有逆行性健忘

11. 有关脑挫裂伤的特点不包括下列哪项（　　　）

A. 意识障碍超过 30 分钟以上　　　　B. 可出现"中枢性高热"

C. 有典型的中间清醒期　　　　　　　D. 常合并蛛网膜下腔出血

E. 脑膜刺激症状

（A2 型题）

12. 某患者，不能被唤醒，压眶有反应，瞳孔对光反射、角膜反射存在，此种情况为（　　　）

A. 嗜睡　　　　　　　B. 昏睡　　　　　　　C. 意识模糊

D. 浅昏迷　　　　　　E. 深昏迷

13. 患者男性，39 岁。推之不应，呼之不醒，瞳孔放大，角膜反射消失，病人可能为（　　　）

A. 嗜睡　　　　　　　B. 昏睡　　　　　　　C. 熟睡

D. 浅昏迷　　　　　　E. 深昏迷

14. 患者男性，31 岁。糖尿病 2 年，病情稳定，2 天前因事外出未服降糖药，并过度进食，之后感乏力，恶心，口渴，头痛，呼吸深大，有烂苹果味，意识不清，皮肤弹性差，初步诊断为（　　　）

A. 糖尿病酮症酸中毒　　B. 胃炎　　　　　　C. 昏迷

D. 呼吸性酸中毒　　　　E. 脑血管病

15. 患者男性，28 岁。参加同事聚会饮酒后被送入医院，表现为呼吸慢而有鼾音，伴有呕吐，心率快，132 次 / 分，血压 80/50mmHg，血乙醇超过 87mmol/L（400mg/dl），处于昏迷状态，此时护士应该首先考虑的护理措施是（　　　）

A. 保持呼吸道通畅　　　　　　　　　B. 催吐

C. 测量体温　　　　　　　　　　　　D. 注意保暖

E. 心理护理

16. 患者男性，67 岁。昏迷，用热水袋时要求水温不超过 50℃，其原因是（　　　）

A. 机体对热敏感度增加　　　　　　　B. 局部感觉迟钝

C. 皮肤抵抗力下降　　　　　　　　　D. 血管对热反应过敏

E. 加深病人昏迷程度

17. 患者男性，70 岁。肺性脑病病人出现昏迷，一侧瞳孔扩大，急救措施首先用（　　　）

A. 加大抗生素用量　　　　　B. 双氢克尿噻

C. 螺内酯　　　　　　　　　D. 20% 甘露醇静脉推注

E. 5%NaHCO$_3$ 静脉推注

（A3/A4 型题）

（18 ～ 20 题共用题干）

患者男性，58 岁。车祸致颅脑损伤，神志不清，躁动，脉搏细速，血压 70/40mmHg。

18. 对于该患者的护理措施哪项不正确（　　　）

A. 床头抬高 15° ～ 30°

B. 保持呼吸道通畅

C. 对躁动患者应强加约束，以免患者坠床

D. 脱水须慎重，必须在补足血容量的基础上进行

E. 中枢性高热可采用冬眠疗法

19. 该患者有颅内血肿，最多见的部位是（　　　）

A. 硬脑膜外血肿　　　　B. 硬脑膜下血肿　　　　C. 多发血肿

D. 脑内血肿　　　　　　E. 慢性血肿

20. 对于该患者此时情况应首先用哪种药物（　　　）

A. 甘露醇　　　　　　　B. 多巴胺　　　　　　　C. 阿托品

D. 安定　　　　　　　　E. 洛贝林

四、简答题

1. 昏迷病人的救治原则是什么？

2. 对昏迷病人应如何密切观察病情变化？

3. 对昏迷病人如何预防褥疮？

4. 简述格拉斯哥昏迷评分及昏迷程度判定。

五、病例分析

某病人随意运动消失，对外界刺激失去反应并出现病理反射，呼吸不规则，血压下降，大小便失禁。

1. 该病人意识处于什么状态？

2. 对该病人要采取哪些救护措施？

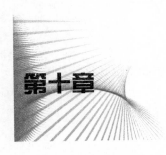

第十章

常见救护技术及护理

 学习目标

1. 掌握气管插管术和气管切开术的适应证、禁忌证。
2. 熟悉气管插管术和切开术的操作过程和注意事项。
3. 了解动、静脉穿刺术的适应证、禁忌证。
4. 掌握外伤止血的各种方法和骨折固定的方法及注意事项。
5. 熟悉包扎的方法及注意事项，掌握搬运的原则。
6. 掌握呼吸机参数的调节和呼吸机应用的注意事项。
7. 熟悉呼吸机应用的适应证、禁忌证。
8. 熟悉抗休克裤的适应证、禁忌证、抗休克裤使用的注意事项。

【学习内容提炼，涵盖重点考点】

第一节 机械通气病人的护理

机械通气是应用呼吸机进行人工通气治疗呼吸功能不全的一种有效方法，其主要作用是增加病人肺泡通气量，减少呼吸做功和改善缺氧。

（一）呼吸机的分类

定压型（压力转换型）；定容型（容积转换型）；定时型（时间切换型）；智能化、综合型。

（二）通气模式

1. 控制通气（CV）。

2. 辅助通气（AV）。

3. 辅助控制通气（AVCV）。

4. 指令分钟通气（MMV）。

5. 间隙指令通气（IMV）与同步间隙指令通气（SIMV）。

6. 呼气末正压呼吸（PEEP）。

7. 压力支持通气（PSV）。

（三）适应证和禁忌证

（1）适应证：①严重通气不足；②严重换气功能障碍；③呼吸功能下降；④心肺复苏。

（2）相对禁忌证：①未经减压及引流的张力性气胸，纵隔气肿；②中等量以上的咯血；③重度肺囊肿或肺大泡；④低血容量性休克未补充血容量之前；⑤急性心肌梗死。

★（四）呼吸机参数的设置

1. 潮气量 10～15ml/kg（600～800ml）。

2. 吸气/呼气 1：1.5～1：3.0。

3. 呼吸频率 10～16 次/分。

4. 每分钟通气量 8～10L/分。

5. 给氧浓度 30%～40%（一般小于 60%）。

6. 呼气压力 0.147～1.96kPa，一般小于 2.94kPa。

7. 呼气末正压 0.49～0.98kPa（渐增）。

★（五）机械通气的护理

1. 观察有无人机对抗自主呼吸与呼吸机不同步，不配合。病人烦躁不安，自主呼吸频率过快，呼吸困难；心率加快，血压升高，PaO_2 降低，$PaCO_2$ 升高。呼吸机频频报警，气氛紧张。处理原则：

（1）人机对抗严重者，首先让病人脱离呼吸机，用简易呼吸囊通气。

（2）检查呼吸机及管路，查体特别是胸部体征、胸片及血气分析等。排除呼吸机故障，处理人工气道问题，调整呼吸参数。

（3）针对病人情况适当处理：如做好心理护理，应用镇静、镇痛、肌松剂，降温，解痉，胸穿抽气或置管引流等。

2.了解通气量是否合适

（1）通气量合适：吸气时能看到胸廓起伏，肺部呼吸音清晰，生命体征较平稳。

（2）通气量不足：因二氧化碳潴留，皮肤潮红，多汗，烦躁，血压升高，脉搏加快，表浅静脉充盈消失。

（3）通气过度：病人出现昏迷、抽搐等碱中毒症状。

3.呼吸道的护理

（1）气管插管的护理。

（2）呼吸道湿化。

（3）吸痰的护理：吸痰时严格执行无菌操作，吸痰前后吸纯氧 1 ~ 2 分钟。每次吸痰时间不超过 15 秒。

4.生活护理　做好口腔护理，皮肤护理，眼睛护理等。

5.定期监测

★（六）呼吸机撤离的临床指征

1.导致呼吸衰竭的原因已解除，病人自主呼吸能力强，咳嗽反射良好。

2.病人全身情况好转并稳定。

3.精神及营养状态良好，病人能够配合撤机。

4.血流动力学平稳，心排血量、血容量正常，无心律失常。

5.呼吸功能明显改善。

第二节　气管内插管术

气管内插管是通过人工插管建立应急呼吸通道，以救治急性呼吸衰竭而进行人工呼吸的有效措施。

★（一）适应证与禁忌证

1.适应证

（1）全身麻醉或复合麻醉手术者。

（2）窒息或呼吸、心搏骤停。

（3）呼吸衰竭、呼吸肌麻痹或呼吸抑制需机械通气者。

（4）呼吸道分泌物不能自行咳出，需行气管内吸引者。

（5）颌面部、颈部等部位大手术，呼吸道难于保持通畅者。

（6）婴幼儿气管切开前需行气管内插管定位者。

★2.禁忌证

（1）喉水肿、气道急性炎症及咽喉部脓肿。

（2）胸主动脉瘤压迫气管、严重出血不止者。

（3）咽喉部烧伤、肿瘤或异物存流者。

（4）下呼吸道分泌物潴留所致呼吸困难，难于从插管内清除者，应做气管切开。

（5）颈椎骨折脱位者。

（二）操作方法

1.经口明视气管内插管法（最常见）

（1）病人仰卧，用软枕使病人头位垫高约10cm，★使经口、经咽、经喉三轴线接近重叠。

（2）置入喉镜，★暴露声门第一标志为腭垂，暴露声门第二标志为会厌。

（3）插管，拔管芯。

（4）置牙垫，退喉镜，妥善固定。

（5）导管接麻醉机或呼吸器，套囊内充气，听两侧呼吸音，确认导管插入气管内。

2.经鼻腔明视插管术。

3.经鼻腔盲探插管术。

（三）护理

1. 鼓励病人咳嗽，气管导管内如有分泌物应及时吸出。

2. 防止脱管。

*3. 留置气管导管一般不超过 72 小时，导管留置期间每 2～3 小时放气 1 次，防气道黏膜溃疡坏死。

4. 气管导管放置超过 72 小时通气仍不改善，可考虑做气管切开术。

第三节　气管切开术

气管切开术是切开颈段气管前壁，使病人可以通过新建立的通道进行呼吸的一种手术，主要用于抢救喉阻塞的病人。

★（一）适应证与禁忌证

1. 适应证

（1）各种原因的喉梗阻和颈段气管阻塞。

（2）各种原因的下呼吸道分泌物阻塞。

（3）口腔、颌面、咽、喉、颈部手术的病人。

（4）各种原因造成的呼吸功能减退。

*2. 禁忌证

（1）Ⅰ度和Ⅱ度呼吸困难。

（2）呼吸道暂时性阻塞，可暂缓气管切开。

（3）有明显出血倾向时要慎重。

★（二）术后护理

1. 体位与饮食：取半卧位或仰卧位，安静休息，进流质或半流质易消化的食物。

2. 保证套管通畅。

3. 保持局部清洁，鼓励病人咳嗽，并及时吸除分泌物。

4. 保持室内适宜的温度和湿度：室温在 20℃左右，湿度在 60%～80%。

5. 防止脱管，应经常检查系带松紧度和牢固性。

6.更换外套管，一般术后 10 日内不作更换，长期带管者 2 ～ 3 周更换 1 次。

7.拔管护理：拔管前应半堵管 24 小时，全堵管观察 24 ～ 48 小时。观察呼吸无异常时才可行拔管。

8.专人护理：严防昏迷病人抓脱套管，应备急救器械，以防万一。

第四节 动股静脉穿刺置管术

（一）深静脉穿刺置管术适应证及禁忌证

深静脉穿刺置管术是经皮肤直接穿刺锁骨下静脉、颈内静脉和股静脉等深静脉并插入导管的置管方法。

1.适应证

（1）长期静脉内滴注高浓度或刺激性强的药物，或行静脉内高营养治疗者。

（2）长期静脉输液而外周静脉穿刺困难者。

（3）急救时需快速静脉输液、输血者。

（4）完全胃肠道外营养。

（5）右心导管检查或置入临时心内起搏器。

（6）血流动力学监测。

2.禁忌证

（1）有出血倾向。

（2）穿刺部位皮肤有感染。

（3）锁骨下静脉、颈内静脉、股静脉通路上存在损伤或梗死。

（二）静脉穿刺置管术操作方法

1.锁骨下静脉穿刺置管术。

2.颈内静脉穿刺插管术。

3.股静脉穿刺置管术。

（三）静脉穿刺置管术后护理

1. 预防感染。
2. 保持导管通畅。
3. 防止导管滑脱。

（四）动脉穿刺部位选择

1. 桡动脉（首选左手桡动脉）。
2. 肱动脉。
3. 股动脉。

（五）动脉穿刺置管术后护理

①稀释肝素液持续冲洗导管；②每次经测压管抽取动脉血后，均应用稀释肝素盐水快速冲洗，以放凝血；③管道内如有血块堵塞时应及时抽出，切勿将血块推入，以防发生动脉栓塞；④保持测压管道畅通；⑤加强导管入口处及周围皮肤的护理，保持其干燥、无菌；⑥严格执行无菌技术操作；⑦加强临床监测；⑧加强置管侧肢体的观察与护理；⑨置管的时间一般不超过72小时，时间长易发生栓塞和感染。

第五节　止血、包扎、固定、搬运

止血、包扎、固定、搬运是外伤救护的四项基本技术。其原则是：先抢后救，先重后轻，先急后缓，先近后远；先止血后包扎，再固定后搬运。

★（一）止血的方法

1. 加压包扎止血多用于静脉出血和毛细血管出血。
2. 指压止血法是一种简单有效的临时性止血方法，适用于动脉止血。
3. 填塞止血法主要用于较深部位出血时，单纯加压包扎效果欠佳时。
4. 止血带止血法是快速有效的止血方法，但它只适用于不能用加压止血的四肢大动脉出血。方法是用橡皮管或布条缠绕伤口上方肌肉多的部位，其松紧度以摸不到远端动脉的搏动，伤口刚好止血为宜，过松无止血作用，过紧会影响血液循环，易损伤神经，造成肢体坏死。

★（二）使用止血带注意事项

1. 使用止血带缚扎部位的原则是应扎在伤口的近心端，并尽量靠近伤口以减少缺血范围。

2. 缚扎时松紧度要适宜，以出血停止、远端摸不到动脉搏动为准，肢端应为苍白色。

3. 前臂和小腿一般不适用止血带。

4. 止血带下加衬垫，缚扎时先抬高伤肢，切忌用绳索、电线，甚至是铁丝等。

5. 上止血带的伤员，必须在明显的部位标明上止血带的部位和时间：上止血带的时间超过 2 小时，要每隔 1 小时放松 1 次，每次 1～2 分钟，为避免放松止血带时大量出血，放松期间可改用指压法临时止血。松解止血带时，要补充血容量，做好纠正休克和止血器材的准备。

（三）包扎的方法

1. 三角巾包扎法。
2. 绷带包扎法。
（1）环形包扎法。
（2）蛇形包扎法。
（3）螺旋形包扎法。
（4）螺旋反折形包扎法。
（5）"8"字形包扎法。
（6）回反形包扎法。

★（四）包扎护理及注意事项

1. 充分暴露伤口。
2. 减轻进一步的污染、损伤：因连衣包扎法容易造成污染，除特殊紧急情况下，应尽量避免采用连衣包扎。
3. 避免加重伤口感染。
4. 包扎时松紧适宜。

★（五）骨折固定注意事项

1.骨折病人常因失血、疼痛等造成休克，如有休克应先抗休克处理；有伤口和出血，应先止血、包扎然后再固定。

2.开放性骨折骨断端外露时，不可将断端送入伤口内，以免造成感染。

3.夹板固定时，其长度必须超过骨折的上、下两个关节，固定时除关节部位上、下端外，还要固定上、下两关节。

4.夹板不可与皮肤直接接触，应先垫棉花或其他柔软织物，在夹板两端、骨突出部位、悬空部位应加厚衬垫，防止受压或固定不妥。

5.固定应松紧适度，以免影响血液循环，肢体骨折固定时，应将指（趾）端露出，以便随时观察末梢血液循环情况，如发现异常，如指（趾）端苍白、发冷、麻木、疼痛、水肿或青紫，应松开重新固定。

6.避免不必要的搬动，不可强制病人进行各种活动。

第六节　抗休克裤的应用

（一）适应证及禁忌证

1.适应证

（1）收缩压低于80mmHg的低血容量休克、神经源性休克和过敏性休克。

（2）感染、中毒性休克。

（3）腹部及股部以下出血需直接加压止血者。

（4）骨盆及双下肢骨折需要固定者。

（5）脑外科手术中预防低血压。

2.禁忌证

（1）心源性休克。

（2）脑水肿或脑疝。

（3）横膈以上出血。

（4）孕妇。

★（二）抗休克裤使用的注意事项

1. 由熟悉休克的人员来决定使用。

2. 穿着要正确，经常监测神志、血压、脉搏、呼吸、瞳孔的情况和囊内压的变化。

3. 有条件时，一面穿裤打气，一面输血、输液。

4. 解除休克裤时宜加快输血、输液，以免血压骤停重陷休克。

5. 较长时间穿抗休克裤时，应适当降低气压，并适量输入 5% 碳酸氢钠以防酸中毒。

定期监测病人血气分析及电解质变化。

6. 预防和控制感染　每日更换呼吸机各管道，病室空气用紫外线消毒，病室地面、病床用消毒液擦拭。

【模拟试题测试，提升应试能力】

一、名词解释

1. 机械通气　2. 气管切开术　3. 气管内插管术

二、填空题

1. 临床上根据呼吸机工作时由吸气相向呼气相转变的切换方式将呼吸机分为_____、_____、_____、_____四类。

2. 气管插管时，留置气管导管一般不超过_____小时。导管留置期间每_____小时放气 1 次。

3. 气管切开的拔管护理：拔管前应半堵管_____小时，全堵管观察_____小时。观察呼吸无异常时才可行拔管。

4. 深静脉穿刺置管术是经皮肤直接穿刺_____、_____和_____等深静脉，并插入导管的置管方法。

5. 止血、包扎、固定、搬运是外伤救护的四项基本技术。其原则是：_____，_____，_____，_____，_____。

6. 气管插管时暴露声门的第一标志是_____，暴露声门的第二标志是_____。

7. 肢体骨折固定时，发现指端苍白、发冷或青紫，说明_____，应_____。

三、选择题

（A1 型题）

1. 下列哪项不是机械通气的适应证（　　）

A. 哮喘持续状态　　　　　　　　　　B. 急性呼吸窘迫综合征

C. 心肺复苏　　　　　　　　　　　　D. 急性心肌梗死

E. 呼吸功能下降

2. 下列哪项不是呼吸机撤离的临床指征（　　）

A. 导致呼吸衰竭的原因已解除　　　　B. 咳嗽反射良好

C. 血流动力学平稳　　　　　　　　　D. 呼吸功能明显改善

E.3 天内未出现呼吸机报警

3. 机械通气病人每次吸痰时间应不超过（　　）

A.10 秒　　　　　　　　　　　　　　B.15 秒

C.20 秒　　　　　　　　　　　　　　D.30 秒

E.60 秒

4. 下列哪项不是气管内插管的适应证（　　）

A. 全身麻醉或复合麻醉手术者

B. 窒息或呼吸、心搏骤停

C. 婴幼儿气管切开前需行气管内插管定位者

D. 颈椎骨折脱位者

E. 窒息或呼吸、心搏骤停

5. 气管导管放置超过（　　），通气仍不改善，可考虑做气管切开术

A.24 小时　　　　　　　　　　　　　B.48 小时

C.72 小时　　　　　　　　　　　　　D.12 小时

E.6 小时

6. 气管内插管充气时间过长，可能导致（　　）

A. 气管插管脱落　　　　　　　　　　B. 气道漏气

C. 气道黏膜坏死　　　　　　　　　　D. 气道堵塞

E. 咳嗽反射

7. 临床上应用最广的一种气管插管方法是（　　）

A. 经鼻明视插管　　　　　　　　　　B. 经口明视插管

C. 经口盲探插管

D. "B" 超引导下插管

E. 经鼻盲探插管

8. 关于战伤的包扎，下列哪项是错误的（　　　）

A. 包扎的目的是保护伤口，减少污染、再损伤和帮助止血

B. 包扎常用的材料是绷带和三角巾

C. 紧急抢救中，可将衣物、床单撕开包扎

D. 包扎宜紧不宜松

E. 充分暴露伤口再行包扎

9. 常用于头顶和残肢端的包扎方法是（　　　）

A. 环形包扎法

B. 蛇形包扎法

C. 回反形包扎法

D. 螺旋反折形包扎法

E. "8" 字形包扎法

10. 下列关于止血带止血，叙述错误的是（　　　）

A. 止血带止血法是快速有效的止血方法

B. 只适用于不能用加压止血的四肢大动脉出血

C. 方法是用橡皮管或布条缠绕伤口上方肌肉多的部位，其松紧度以摸到远端动脉细微搏动为宜

D. 止血带有橡皮止血带和布条止血带2种

E. 上止血带的伤员，必须在明显的部位标明上止血带的部位和时间

11. 关于伤员的搬运法则，下列哪项是错误的（　　　）

A. 不可双手徒手抬送伤员

B. 缺乏搬运工具时，应就地取材

C. 对骨折，尤其是脊柱损伤者，必须保持伤处稳定，切勿弯曲和扭动

D. 对昏迷病人，搬运时必须保持呼吸道通畅

E. 搬运过程中密切观察病人病情变化

12. 使用止血带时，应每间隔多长时间放气1次（　　　）

A. 20 分钟

B. 1 小时

C. 2 小时

D. 3 小时

E. 4 小时

13. 使用止血带时，应每小时放松（　　　）

A. 1～2 分钟

B. 3～4 分钟

C. 5 ～ 6 分钟　　　　　　　　　　　D. 7 ～ 8 分钟

E. 8 ～ 9 分钟

14. 用于动脉出血的止血方法为（　　　）

A. 加压包扎止血法　　　　　　　　　B. 指压止血法

C. 抬高肢体止血法　　　　　　　　　D. 填塞止血法

E. 止血带止血法

15. 最简单、有效的临时止血方法为（　　　）

A. 指压止血法　　　　　　　　　　　B. 加压止血包扎

C. 屈肢加垫止血法　　　　　　　　　D. 止血带止血法

E. 抬高肢体止血法

16. 下列哪项是使用休克裤的禁忌证（　　　）

A. 收缩压低于 80mmHg 的低血容量休克

B. 神经源性休克和过敏性休克

C. 感染、中毒性休克

D. 心源性休克

E. 腹部及股部以下出血需直接加压止血者

17. 一个体重 60kg 的人，其血液量约为（　　　）

A. 4200 ～ 4800ml　　　　　　　　B. 5400 ～ 6000ml

C. 6600 ～ 7200ml　　　　　　　　D. 7800 ～ 8400ml

E. 9000 ～ 9600ml

18. 使用止血带时，为防止远端肢体缺血坏死，一般使用止血带时间不超过（　　　）

A. 3 小时　　　　　　　　　　　　　B. 4 小时

C. 5 小时　　　　　　　　　　　　　D. 6 小时

E. 7 小时

19. 气管插管的留置时间不宜超过（　　　）

A. 2 天　　　　　　　　　　　　　　B. 3 天

C. 4 天　　　　　　　　　　　　　　D. 一周

E. 1 个月

20. 气管插管的注意事项错误的是（　　　）

A. 对呼吸困难或呼吸停止者，插管前应先行人工呼吸、吸氧

B. 插管前应检查插管用具是否齐全适用

C. 气囊内充气不超过 3 ～ 5ml

D. 导管留置期间气囊内的气体每天放气一次

E. 注意吸入气体的湿化

21. 在设置呼吸机的参数时，I ∶ E 的值一般为（　　）

A. 1 ∶ 1 　　　　　　　　B. 1 ∶（1.5 ～ 2）

C.（1.5 ～ 2）∶ 1 　　　D. 1 ∶（2 ～ 3）

E.（2 ～ 3）∶ 1

22. 在进行非同步电复律单相波电除颤时，首选能量为（　　）

A. 50J 　　　　　　　　　B. 100J

C. 200J 　　　　　　　　D. 300J

E. 360J

（A2 型题）

23. 某一外伤病人有休克，昏迷，脾破裂，开放性胫腓骨骨折并伴有出血。问：应首先处理的是（　　）

A. 静脉输液 　　　　　　B. 拍 CT 片

C. 开放性骨折处止血 　　D. 固定骨折部位

E. 搬运到手术室

24. 病人女性，今晨起呼吸极度困难，鼻导管吸氧未见好转，临床诊断为急性呼吸窘迫综合征。其最有效的通气方式是（　　）

A. 指令分钟通气 　　　　B. 间隙指令通气

C. 同步间隙指令通气 　　D. 呼气末正压呼吸

E. 压力支持通气

（A3/A4 型题）

（25 ～ 27 题共用题干）

患者男性，65 岁。因大量呕血急诊就诊。病人神志清楚，呼吸22 次/分，脉搏 120 次/分，血压 90/60mmHg，既往有肝硬化病史 12 年。

25. 对该病人的紧急救护措施为（　　）

A. 吸氧 　　　　　　　　B. 监测生命体征

C. 三腔双囊管压迫止血 　D. 气管内插管

E. 手术止血

26. 若对该病人进行三腔管压迫止血，在胃管末端牵引的重量是（　　　）

A. 0.5kg
B. 1.0kg
C. 1.5kg
D. 2.0kg
E. 2.5kg

27. 该病人使用三腔管压迫止血的时间不宜超过（　　　）

A. 3 ～ 5 天
B. 5 ～ 7 天
C. 7 ～ 9 天
D. 9 ～ 11 天
E. 2 周

（28 ～ 30 题共用题干）

患者男性，68 岁。体重 58kg。因"肺炎"出现"呼吸困难、意识模糊"急诊就医。查体：病人意识不清，呼吸困难，口唇发绀，呼吸 34 次 / 分，心率 112 次 / 分，血压 80/42mmHg。

28. 针对该病人目前情况，最紧急的处理措施是（　　　）

A. 吸氧
B. 监测生命体征
C. 机械通气
D. 静脉输液
E. 给予抗生素

29. 若该病人进行机械通气治疗，潮气量应设置为（　　　）

A. 200ml
B. 600ml
C. 1000ml
D. 1200ml
E. 1500ml

30. 在机械通气期间，呼吸机湿化水的适宜温度为（　　　）

A. 30 ～ 32℃
B. 31 ～ 33℃
C. 32 ～ 35℃
D. 33 ～ 36℃
E. 35 ～ 38℃

四、简答题

1. 如何护理气管切开术后的病人？
2. 简述动、静脉穿刺术后护理措施。
3. 简述人机对抗的处理。
4. 简述机械通气的护理。
5. 止血的方法有几种？

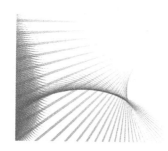

参考答案

第一章　绪论

一、词解释

1. 急救护理技术　是以现代医学科学、护理学专业理论为基础，研究各类急性病、急性创伤、慢性病急性发作和危重症病人的抢救和护理的一门综合性应用学科。

2. EMSS　把院前救护、院内急诊科诊治和重症监护治疗三部分有机联系起来，以更加有效地抢救危重伤病员为目的的一个完整网络系统，叫作急诊医疗服务体系（emergencymedicalservicesystem，EMSS）。

二、填空题

1. 急诊医学　19

2. 指病人自发病或受伤开始到医院就医这一阶段　接到呼救后，争取在最短时间内到达现场　给予现场伤病员以最有效的救护措施　在不停止救护的情况下，迅速、安全地将伤病员转到相关医院继续救治

三、选择题

1. D　2. A　3. C　4. D　5. C　6. A

四、简答题

1. 急救护理技术的范畴　院外救护、院内急诊救护、重症监护治疗、灾难救护、急救护理人才的培训和科学研究工作。

2. 急诊科的业务管理特点　①提高急诊科医务人员的急救意识和整体素质；②建立健全急诊科的各项规章制度；③推行急诊工作标准化管理。

3. 急诊医疗服务体系主要参与人员　①第一目击者，即参与实施初步急救，并能正确地

进行呼救的人员；②急救医护人员；③医院急诊科的医护人员。

4.急诊护士应掌握的技术和技能包括以下八个方面。

（1）急诊护理工作内涵及流程，急诊分诊。

（2）急诊科内的医院感染预防与控制原则。

（3）常见危重症的急救护理。

（4）创伤患者的急救护理。

（5）急诊危重症患者的监测技术及急救护理操作技术。

（6）急诊各种抢救设备、物品及药品的应用和管理。

（7）急诊患者心理护理特点及沟通技巧。

（8）突发事件和群众的急诊急救配合、协调和管理。

5.简述急救护理人员的素质要求

（1）培养良好的职业道德。

（2）培养应急和急救技能。

（3）掌握扎实的理论知识。

（4）熟练掌握各种急救技能。

（5）具有良好的管理能力。

（6）具有良好的沟通能力。

（7）具备健康的体魄和良好的心理素质。

第二章　院外急救及护理

一、名词解释

1."生命链"的定义：为第一目击者、急救调度、急救服务人员、急救医生和护士作为团队，共同为抢救生命进行的有序工作。

2.院前急救：是指为急、危、重症伤病员进入医院以前实施的现场救治和途中监护的医疗救护。

3.急救半径：是指急救单元所执行院前急救服务区域的半径。

4.反应时间：是指急救中心调度室接到呼救电话至救护车到达现场所需要的时间。

二、填空题

1.承担日常情况下居民的急救事件处理　大型灾难或战争时医疗救援工作　特殊任务时的救护值班　通信网络的枢纽作用　急救知识的宣传普及和教育

2.血压　脉搏　呼吸　体温　意识状态判断　瞳孔大小　光反射检查

3.早期通路（呼救）、早期心肺复苏、早期除颤、早期高级生命支持

三、选择题

1.A　2.A　3.B　4.C　5.D　6.C　7.C　8.A　9.B　10.C　11.C

12.D　13.E　14.C　15.D　16.E.　17.B　18.B　19.A

四、简答题

1.院外急救的特点

①社会性强、随机性强。

②时间紧急。

③流动性大。

④急救环境条件差。

⑤病种多样且病情复杂。

⑥对症治疗为主。

⑦对急救人员要求高。

2.现场有大批伤病员环境时，最简单、最有效的急救区域应设有以下4个区，以便有条不紊地进行急救。

①收容区：伤病员集中区，在此区内的伤员左胸上挂有分类标签，为急救人员的抢救工作提供方便。

②急救区：这个区内用于接受红色和黄色标志的危重病人，使急救人员在此做必要紧急复苏和进一步抢救等工作，如对休克、呼吸与心脏骤停者等进行生命复苏。

③后送区：这个区内接受能自己行走或较轻的伤病员。

④太平区：停放已死亡的伤病员。

3.院外护理体检的顺序

①测量生命体征（包括血压、脉搏、呼吸、体温）及意识状态判断、瞳孔大小及对光反射检查。

②观察病人的一般状况，如表面的皮肤损伤、语言表达能力、四肢活动情况，患者对伤情或症状的耐受程度。

③全面体检，从头、颈、心、肺、腹、背、脊柱、四肢进行检查。

4.院外现场救护的要点

①协助病人取卧位：对意识丧失者应头偏向一侧，保持呼吸道通畅，防止误吸或窒息的发生。对心脏骤停者行心肺复苏需置于硬板床后抢救。

②维持循环系统功能：快速清理异物，保持呼吸道通畅。对呼吸停止者应建立人工气道，进行人工呼吸。对张力性气胸应立即排气减压，对开放性气胸应立即封闭伤口再行胸腔闭式引流。对多根多处肋骨骨折及时用棉垫或胸带临时固定以控制反常呼吸运动。

③维持呼吸系统功能：建立有效的静脉通路，低血容量者快速扩容。对心脏骤停者配合医师立即行胸外心脏按压，以促进自主循环的恢复。室颤者尽早行心电除颤。同时心电监护病情，配合药物治疗。

④维持中枢神经系统功能：对急性脑水肿的患者进行降低颅内压的治疗。

⑤迅速建立静脉通道：对急危重症患者迅速建立静脉通路。

⑥对各种创伤可采用针对性的止血、包扎和固定等措施。

⑦学会松解或去除病人衣服的护理技巧，为抢救和治疗患者提供方便，缩短院外抢救时间。

⑧对症救护措施：止血、止痉、止痛、止喘、止吐等对症处理。

⑨心理护理：做好患者的心理护理，更有利于抢救和治疗。

5. 院外现场救护的原则

①先救治后运送：指对急危重症患者，先进行现场初步的紧急处理。然后在监护的条件下转运至医院。

②先复苏后固定：指遇到心脏骤停又骨折者，先行心肺复苏成功后，再行骨折的固定。

③急救与呼救并重：急救和呼救同时进行，特别是有成批伤员或心脏骤停者的救治。

④先止血后包扎：指遇有大出血又有创口者，首先立即止血，再清理创口进行包扎。

⑤先重伤后轻伤：指遇有成批伤员时，应优先抢救危重者，后抢救轻伤者。

⑥搬运与医护的一致性：在搬运伤病员时要及时、恰当。搬运者与医护人员要密切配合。运送途中也不停止抢救。

6. 在院前急救用药时，护士执行口头医嘱必须执行★"三清一复核"的用药原则，"三清"即：听清、问清、看清；"一复核"即：药物的名称、剂量、浓度，复述两遍，与医师无误后方可执行。

五、病例分析

病例一

1. 急性左心衰竭（急性肺水肿）。

2. 降低左房压和（或）左室充盈压，增加左室心搏量，减少循环血量和肺泡内液体渗入，保证气体交换。

3. ①体位：立即安置坐位或半坐位，双腿下垂，保护患者防止其坠床，必要时轮流结扎四肢。②给氧：4～6L/分，以30%酒精湿化，必要时无创通气/正压通气。③镇静：遵医嘱给予吗啡5～10mg皮下/肌内注射，紧急时可静脉注射3～5mg，陪伴并安慰患者，使其情绪稳定，不必感到惊慌。④密切观察病情，注意生命体征、咳嗽与咳痰、肺内啰音变化。⑤遵医嘱应用利尿剂、氨茶碱、强心剂、血管扩张剂、糖皮质激素等，观察治疗效果及毒副作用。⑥心理护理与健康教育。

病例二

1. 患者可能出现的主要护理问题

（1）疼痛：与车祸损伤有关。

（2）体液不足：与急性失血、失液有关。

（3）气体交换受损：与胸膜腔积气导致的肺萎陷、与创伤后气管右移导致呼吸道梗阻和胸廓损伤活动受限有关。

（4）潜在并发症：肺部或胸腔感染、失血性休克。

2. 对患者进行现场急救方法

（1）现场急救的处理原则

①把保存伤员生命放在首位。先重后轻、先急后缓、先抢救生命后保护脏器的功能。

②尽可能保存或修复损伤的组织与器官，并恢复其功能。

③积极防治全身与局部各种并发症。

（2）现场急救的方法

①将患者转移到较安全的地方进行施救并等待救援。

②保持呼吸道通畅，应立即清除口腔异物及分泌物，有条件者给氧。

③立即开放静脉通道，补液、扩容，必要时使用休克裤。

④采用压迫法、加压包扎法进行头部止血。

⑤用无菌敷料或干净布料包扎胸部创口，封闭开放性胸壁伤口。

⑥及时测量生命体征，观察瞳孔和意识情况，及时发现病情变化，及时抢救处理。

第三章　医院急诊科管理

一、名词解释

1. 分诊是指对来院急诊、就诊的患者进行快速、重点地收集病史资料，并将病史资料进行分析、判断、分类、分科，同时按轻、重、缓、急安排就诊顺序，登记入册（档），时间一般应在 2～5 分钟内完成。

2. 急救绿色通道即急救绿色生命安全通道，是指对急、危、重症患者一律实行优先抢救、优先检查和优先住院的原则，医疗相关手续之后再按情补办。

二、填空题

1. 急诊　急救　灾害、事故救护培训和科研

2. 随机性大、可控性小　发病急、时间紧　病种复杂、协作性强　任务繁重、责任重大　易发生医院内交叉感染　易发生医疗纠纷

3. 接诊　分诊　处理

三、选择题

1. C　2. E　3. E　4. B　5. E　6. C　7. E　8. A　9. E　10. D　11. B　12. C　13. D　14. A　15. A　16. E　17. A

四、简答题

1. 急诊科的设置应从"急"字出发，标志醒目，具有专用的宽敞通道和出入口，以快捷、简单、安全为原则。室内采光明亮，有利于预防和控制医院感染。一般急诊科由预检分诊处、急诊诊断室、急诊抢救室、急诊监护室、观察室及辅助检查室6个部门组成。

2. 急诊科主要的工作制度包括：预检分诊制度，首诊负责制度，急诊留观制度，急诊治疗室、处置室、ICU 的工作制度，出诊救护制度，急救车使用制度以及各部门消毒隔离制度等。

3. 急诊护理工作的要求：①抢救组织严密，提高抢救效率；②分诊迅速，准确率高；③严格执行各项规章制度，防止差错事故发生；④器械、仪器设备、药品完好；⑤防止交叉感染。

4. 急诊科工作质量要求：①医务人员要有良好的医德和献身精神；②所有抢救工作均要有相应的时间要求；③强调危重症病人的抢救成功率；④急诊科应配备相应的急诊抢救药品与器材；⑤各种抢救记录、表格、病历应写清楚、完整、及时、真实；⑥建立常见病、成批伤病员的抢救预案；⑦抢救组织工作要严密，做到人在其位，各尽其责；⑧防止各种医护差错事故的发生。

5. "五防一上"即防潮、防震、防热、防尘、防腐蚀，定期上油。

6. 急诊病人及家属的心理特点

（1）焦虑或恐惧感：由于急危重病人对造成躯体上的不适，常常使病人感到预后难测、心神不安，产生焦虑与恐惧；周围急诊病人的痛苦表现，也促使、加重了病人的恐惧感。

（2）优先感：许多急诊病人及家属往往认为自己的疾病最重，要优先处理。对分诊护士安排就诊顺序不理解，出现不满的情绪，如烦躁、生气甚至发怒等，从而加重病情。

（3）陌生感：急诊病人及家属到急诊室，对周围嘈杂声、仪器信号闪烁和报警声的环境，与不熟悉的医护人员感到陌生，如未能及时解除，会产生紧张心理，对疾病不利。

（4）无助感：有时由于疾病复杂，反复多科的会诊、多项多次的检查，病人及家属较长时间得不到医疗结果的信息，会使他们产生焦虑和无助。

五、病例分析

1．分诊护士应按照急诊护理工作流程实施分诊

（1）问诊　健康史，昏迷时间。

（2）测 T、P、R、BP、SPO_2。

（3）评估、判别。

（4）分级及护理。

（5）引导至抢救室。

2．该患者进入抢救室后，抢救护士应立即

（1）平卧头偏向一侧、吸氧吸痰、建立静脉通路，遵医嘱准确给药。

（2）心电监护：监测 T、P、R、BP、SPO_2 并记录。

（3）遵医嘱抽取血标本如红蛋白、血细胞比容、白细胞计数和分类、血小板计数等检查。

（4）监测意识、瞳孔、脑电图及颅内压监测等变化并记录。

3．根据患者病情准备抢救仪器

（1）心电监护仪。

（2）气管插管用物和设备。

（3）人工呼吸机。

（4）简易气囊呼吸器。

（5）负压吸引器。

第四章　重症监护

一、名词解释

1. ICU 是应用现代医学理论，利用先进的高科技现代化医疗设备，对危重病人和大手术后的病人进行集中全面连续监护及治疗的诊疗体系，是一种挽救病人生命的特殊场所。

2. 平静呼吸时，一次吸入或呼出的气量。

3. 即中心静脉压，是指胸腔内上、下腔静脉的压力。

二、填空题

1. $0.49 \sim 1.18$kPa（$5 \sim 12$cmH$_2$O）

2. 右侧颈内静脉

3. 呼吸频率 $12 \sim 18$ 次／分

4. 经皮脉搏氧饱和度 96% $\sim$ 100%

5. 2

6. 脑室内测压　硬膜外测压　蛛网膜下隙测压　纤维光导颅内压监测　$1.33 \sim 2.00kPa$（$10 \sim 15mmHg$）

7. 750　1.010

8. $36.3 \sim 37.2℃$　$36 \sim 37℃$　$36.5 \sim 37.5℃$　$1℃$

9. $7.35 \sim 7.45$　$90 \sim 100mmHg$　$60mmHg$　$96\% \sim 100\%$

10. 直肠　食管　鼻咽　耳膜

11. 无创血压（NIBP）监测　有创血压（IABP）监测

12. 越重　越差

13. $80 \sim 120ml/$分

14. 不收治传染病、精神病、需长期治疗的慢性病、自然死亡过程中的老年患者、明确为脑死亡患者、癌症晚期的患者

三、选择题

1. B　2. D　3. E　4. A　5. E　6. A　7. B　8. C　9. C　10. A　11. C　12. D　13. D

14. D　15. D　16. C　17. D　18. B　19. A

四、简答题

1. ICU 的收治对象如下

（1）严重创伤或大手术后需监测治疗者。

（2）各类休克病人。

（3）急性循环功能衰竭病人。

（4）急性呼吸衰竭，尤其需机械通气者（如 ARDS）。

（5）严重的全身性感染（如败血症）病人。

（6）多器官系统功能障碍者。

（7）严重水、电解质和酸碱平衡紊乱或其他代谢紊乱者。

（8）心肺脑复苏病人。

（9）脑血管意外病人。

（10）各类意外伤害者（服毒、溺水、电击伤或自缢等）。

2. 心率是了解循环系统功能简单易行的指标之一。其监测的临床意义如下：

（1）判断心排血量：心排血量是心搏量与心率的乘积，在一定的范围内（$50 \sim 160$次/分）心率增快心排血量会增加。临床上，进行性心率减慢是心脏停搏的前奏。

（2）计算休克指数：休克指数 = 心率/收缩期血压（以 mmHg 计算），指数为 0.5，一般

表示无休克；休克指数等于 1 时，提示失血量占血容量的 20%～30%；休克指数大于 1 时，提示失血量占血容量的 30%～50%。在 2.0 以上，表示休克严重。

（3）估计心肌耗氧量：用心率乘以收缩压的值作为估计心肌氧耗的指标。因此，心率加快时，心肌氧耗也成倍增加。

3. CVP 监测的注意事项

（1）如测压过程中发现静脉压突然出现显著波动性升高时，提示导管尖端进入右心室，立即退出一小段后再测，这是由于右心室收缩时压力明显升高所致。

（2）如导管阻塞无血液流出，应用输液瓶中液体冲洗导管或变动其位置；若仍不通畅，则用肝素或枸橼酸钠冲洗。

（3）测压管留置时间，一般不超过 5 天，时间过长易发生静脉炎或血栓性静脉炎，故留置 3 天以上时，需用抗凝剂冲洗，以防血栓形成。

4. ICU 病区感染控制的措施

（1）建立 ICU 病室感染控制的规章制度。

（2）布局合理，清洁管理应类似于手术室。

（3）每个危重症病人应有专人管理，并实行责任制护理体制，在给其他病人做治疗或护理时，必须洗手后工作。

（4）严格无菌操作规程。

（5）注意病人各种留置管路的观察、局部护理与消毒。

（6）合理使用抗生素，加强医院感染的监测。

（7）加强对各类仪器、设备、卫生材料及病人用物的消毒管理。

五、病例分析

病例一

1. 首先 ICU 护士应了解病人的诊断、病情、手术情况，并准备相应的床单。

病人进入 ICU 进行交接班，重点了解：①意识状态、瞳孔直径及对光反射、肢体活动状态等；②体温、血压、脉搏、心电图、周围循环情况，以及皮肤颜色、温度和完整度；③呼吸型态和频率，吸入氧条件，血气分析结果；④血糖及电解质检查结果，现有静脉通路及输入液体种类、滴入速度及治疗药物；⑤各种引流（导尿管，胃管，胸、腹腔引流管等）的通畅度、量及颜色，注意单位时间内有无明显改变；⑥药物过敏史、专科护理要求等。记录各种记录单，安置病人后介绍主管医生及护士，向家属交代 ICU 的各种制度。

2. 监护的重点：①体温：包括中心温度及周围温度。②心血管系统：心电图及血流动力学监测。③呼吸系统：呼吸形式、血气分析及呼吸机监测。④神经系统：意识状态、瞳孔大小及对光反射、对疼痛刺激的反应、其他各种反应、脑电图及颅内压监测等。⑤肾功能：包括尿量、尿比重、尿蛋白及血尿生化、肌酐和尿素氮的测定等。⑥血液系统：血红蛋白、血细胞比容、白细胞计数和分类、血小板计数等。⑦肝功能：血胆红素、清蛋白、球蛋白、各种酶等。⑧胃肠系统：大便隐血实验、pH 测定。⑨细菌学检查。

病例二

1．发生问题：挤压伤，休克早期，血容量相对不足，代谢性酸中毒。

2．监护的重点：①生命体征、意识、尿量、口渴；②心电图及血流动力学监测；③血气分析；④肾功能监测；⑤伤肢的护理。

病例三

1．病人心电图出现 QRS 波群消失，代之以不规则的连续的室颤波，为心室颤动。

2．病人的心脏处于心脏停搏状态。

3．主要包括启动急救反应系统、胸外按压、人工呼吸，并尽快进行电除颤。

第五章　心搏骤停与心肺脑复苏

一、名词解释

1. CPCR　是指对心搏骤停病人采取的使其恢复自主循环和自主呼吸，并尽早加强脑保护措施的紧急医序救治措施。

2. BLS　指当病人突然呼吸、心跳停止，在缺少器械、药品的现场，专业或非专业人员对病人实施心肺复苏，包括开放气道、人工呼吸和胸外心脏按压。

3. ALS　是指在对呼吸心跳停止病人进行初步复苏后，运用专业救护设备和急救技术，建立并维持有效的通气和血液循环，继续进一步的生命救护。

4. PLS　是指脑保护、脑复苏及复苏后疾病的防治。

5. 心脏骤停　是指病人由于各种致病因素造成心脏有效泵血功能突然消失、周身血液循环停止、全身组织严重缺血、缺氧的紧急状态。

二、填空题

1. 胸外心脏按压　开放气道　人工呼吸

2. 推额举颏法　推额抬颈法　双手提颏法

3. 200J　360J

4. 胸骨中下 1/3 交界处　大于 5cm　大于 100 次 / 分

5. 30∶2

6. 10 ～ 12 次 / 分　18 ～ 20 次 / 分　30 ～ 40 次 / 分

7. 基础生命支持（BLS）进一步生命支持（ALS）延续生命支持（PLS）

三、选择题

（A1 型题）

1. A　2. D　3. D　4. A　5. B　6. D　7. C　8. A　9. E　10. B　11. A　12. D　13. A
14. B　15. E　16. D　17. A　18. C　19. C　20. B　21. B　22. D　23. E　24. E

四、简答题

1.（1）病人有无自主呼吸：在保持病人气道开放条件下，救护者将耳部贴近病人口鼻，观察有无胸廓起伏动作，聆听有无呼气声并感觉有无气流。此项判断需在 3 ～ 5 秒内完成。

（2）有无意识：救护者轻拍并呼叫病人，若无反应即可判断为意识丧失。

（3）颈动脉搏动是否消失：以手指触摸病人喉结再滑向一侧，判断颈动脉有无搏动（即在此平面的胸锁乳突肌前缘的凹陷处）。若意识丧失同时颈动脉搏动消失，即可判定为心搏骤停，应立即开始抢救，并及时呼救以取得他人帮助。

2. 进行人工呼吸前的注意事项

（1）清除病人口、鼻内的泥、痰、呕吐物等，如有义齿亦应取出，以免义齿脱落坠入气管。

（2）解开病人衣领、内衣、裤带、乳罩，以免胸廓受压。

（3）仰卧人工呼吸时必须拉出病人舌头，以免舌头后缩阻塞呼吸。

（4）检查病人胸、背部有无外伤和骨折，女性有无身孕，如有，应选择适当姿势，防止造成新的伤害。

（5）除房屋倒塌或病人处于有毒气体环境外，一般应就地做人工呼吸，尽量少搬动。

3. 基础生命支持包括 CAB3 个主要步骤：胸外心脏按压、开放气道、人工呼吸；进一步生命支持包括 DEF 步骤：D- 药物或病因治疗，E- 心电监测，F- 除颤；延续生命支持包括 GHI 步骤：G- 评估心搏骤停的原因和评价可治的原因，H- 低温疗法，I- 重症监护。

4. 胸外心脏按压的方法

①将病人仰卧于硬板床就地平卧，背部垫一木板或平卧于地板上。

②术者立于或跪于病人一侧。

③沿季肋摸到剑突，胸骨中 1/3 与下 1/3 的交界处为按压点。

④两臂伸直，凭自身重力通过双臂和双手掌，垂直向胸骨加压，使胸骨下陷大于 5cm。

⑤反复按压形成人工循环。按压与松开的时间比为 1：1 时心排血量最大。

⑥按压频率以大于 100 次 / 分（100 ～ 120 次 / 分）。按压时要稳而有力，速度要均匀。

⑦无论单人复苏或双人复苏时，心脏按压 30 次进行口对口呼吸 2 次（30：2）。

⑧抢救者完成 5 个 30 ∶ 2 的按压、呼吸周期后再评价呼吸循环体征，如仍无呼吸循环体征，继续心肺复苏，如自主呼吸循环恢复，应将病人置于恢复体位。

5. 胸外心脏按压的注意事项：①按压部位要准确：胸骨中下 1/3 交界处；②姿势要正确；③按压力要均匀适度，下压深度为大于 5cm，按压放松时手掌不要离开原部位；④为避免按压时呕吐物反流至气管，病人头部应适当放低；⑤按压必须同时配合人工呼吸，比例为 30 ∶ 2；⑥按压期间密切观察病情，判断效果。胸外心脏按压有效的指标是按压时可触及颈动脉搏动及肱动脉收缩压≥ 60mmHg。

6. 心肺复苏有效指征：大动脉出现搏动；收缩压在 60mmHg 以上；散大的瞳孔缩小，对光有反应；发绀减退，面色转红；自主呼吸恢复；神志渐清。

五、病例分析

病例一

当班护士发现后应立即展开急救：①迅速按 CPR 的 ABC 三步骤进行抢救，人工呼吸∶胸外按压=2 ∶ 30，同时注意监测；②边抢救边呼救，让其他人员准备除颤等抢救设备和药物；③按需除颤；④持续 CPR，直到除颤。

病例二

应立即采取的抢救措施：心前区捶击；若心跳未恢复，则立即胸外按压；观察呼吸，如呼吸停止，则立即行气管插管，人工呼吸；及时电除颤；建立静脉通路，给药。

第六章　休克病人的救护

一、名词解释

1. 是指机体在各种致病因素侵袭下引起的以有效循环血量锐减、微循环灌注不足、细胞代谢紊乱及主要脏器损害所产生的一种危急综合征。

2. 是指单位时间内通过心血管系统进行循环的血量，但不包括贮存于肝、脾和淋巴血窦中或停滞于毛血血管中的血量。

二、填空题

1. 充足的血容量　有效的心搏血量　适宜的周围血管张力

2. 5 ～ 12cmH$_2$O

三、选择题

1. C　2. E　3. C　4. D　5. B　6. D　7. C　8. A　9. B　10. D　11. A　12. C

13. B　14. B　15. C　16. A　17. D　18. C　19. D　20. B　21. E　22. C　23. E　24. C

25. B　26. C　27. E　28. B　29. B　30. C　31. E　32. D　33. C　34. A　35. E

四、简答题

1. 休克早期的临床表现：病人诉口渴，神志清楚、烦躁不安，皮肤潮湿、面色苍白、肢端发凉，脉搏变快、脉压差减小，尿量正常或偏少。

2. 休克的救治原则

（1）保持呼吸通畅，吸氧。

（2）立即采取休克体位、保温。

（3）迅速开放2条静脉通道，扩充血扩容，恢复有效循环血量。

（4）给予止血、镇痛等对症治疗，防止休克的加重。

（5）及时处理原发病。

（6）纠正水、电解质紊乱及酸中毒。

（7）应用血管活性药物，改善组织灌流。

3. 改善组织灌注的护理措施。

（1）休克体位：病人头和躯干抬高20°～30°，下肢抬高15°～20°，即中凹位，可增加回心血量。

（2）使用抗休克裤。

（3）应用血管活性药物：应用血管扩张剂前应补足血容量，使用时从低浓度、慢速度开始，控制滴速，严防药物外渗。

五、病例分析

病例一

1. 病人可能是休克前期　依据：①血压正常，但脉压差略减小；②脉搏增快；③情绪紧张，呼吸略喘；④有体位性低血压的症状，如便后感头痛、心慌、站立不住。

2. 病人处于休克状态　依据：①脉搏增快100次/分；②血压降低；③脉压差减小，小于4.00kPa（30mmHg）；④皮肤色泽与温度改变，如面色苍白、手足湿冷；⑤尿量减少，少于30ml/小时。

3. 急救措施　①就地抢救，让病人处于休克体位；②快速建立静脉通道，及时补液；③保持呼吸道通畅，给氧；④注意保暖；⑤采血送检，查血及配血；⑥胃肠减压；⑦留置导尿；⑧做好病人的心理护理，让病人保持镇静；⑨密切观察生命体征的变化，做好护理记录。

病例二

1. 病人处于休克状态　依据：①脉搏增快，大于100次/分；②血压降低；③脉压差减小，小于30mmHg；④皮肤色泽与温度改变，如面色苍白，四肢湿冷；⑤尿量减小，小于

30ml/ 小时。

2. 急救措施   ①就地抢救，让病人处于休克体位；②快速建立静脉通道，及时补液；③保持呼吸道通畅，给氧；④注意保暖；⑤采血送检，查血型及配血；留置导尿；⑥做好病人心理护理，让病人保持安静；⑦密切观察病人生命体征变化，做好护理记录。

第七章   急性中毒病人的救护

一、名词解释

1. 毒物是指在一定条件下以较小剂量进入生物体后，引起生物学系统的有害反应或危害生命、严重损害机体功能，导致机体发生病理变化的任何物质。

2. 在急性中毒症状缓解和迟发性多发性神经病发生前，在中毒后 24 ~ 96 小时突然死亡，称"中间综合征"。

3. 大量毒物短时间内经皮肤、黏膜、呼吸道、消化道等途径进入人体，致使机体受损并发生功能障碍，甚至危及生命称之为急性中毒。

4. 急性一氧化碳中毒病人意识障碍恢复后，经过 2 ~ 60 天的"假愈期"，可出现下列临床表现之一：①精神意识障碍，呈痴呆、谵妄或去大脑皮质状态；②锥体外系神经障碍，出现震颤麻痹综合征；③锥体系神经损害，如偏瘫；病理反射阳性或大小便失禁；④大脑皮质局灶性功能障碍，如失语、失明或继发性癫痫。

二、填空题

1. 毒蕈碱样症状   烟碱样症状   中枢神经系统症状

2. 早期   足量   联合   阿托品化

3. HbCO   CO

4. 血胆碱酯酶活性   0.5 ~ 0.7   0.3 ~ 0.5   < 0.3

5. 胆碱酯酶复活剂

6. 毒蕈碱样   烟碱样

7. 加减法   煮沸法   分光镜检查法

8. 散大   缩小

9. 呼吸衰竭   循环衰竭

10. 潮红   樱桃红色   发绀

三、选择题

1. C   2. E   3. A   4. A   5. C   6. D   7. E   8. A   9. C   10. E   11. B   12. B   13. B

14. C   15. A   16. D   17. A   18. E   19. E   20. A   21. C   22. B   23. E   24. A   25. A

26. C　27. A　28. D　29. B　30. B　31. A　32. A　33. D　34. D　35. B　36. E

37. A　38. A　39. A　40. A　41. C　42. E　43. A　44. A　45. E　46. C　47. D

48. E　49. D　50. A　51. B　52. C　53. D　54. B　55. A　56. C　57. A　58. B

59. D　60. C

四、简答题

1. 急性中毒的救治原则

（1）脱离中毒环境，给予生命支持。

（2）尽快协助确诊：留取相应的标本进行毒物的检测。

（3）清除已吸收和尚未吸收的毒物。

（4）应尽早使用特殊解毒剂或拮抗剂。

（5）对症治疗：目的在于保护生命脏器，恢复功能，帮助病人渡过难关。

2. 阿托品化和阿托品中毒的主要区别

项目	阿托品化	阿托品中毒
神经系统	意识清楚	神志模糊，狂躁不安，抽搐，昏迷
皮肤	口干、颜面潮红、干燥	紫红、干燥
心率	100 次 / 分左右	≥120 次 / 分
体温	体温略高，37.3～37.5℃	高热，≥39.0℃
瞳孔大小	散大，但直径≤5mm	直径 >5mm
肺部听诊	肺部无湿啰音	两肺布满干、湿啰音

3. 临床表现　主要为三大症状表现：①毒蕈碱样症状：表现为恶心、呕吐、腹痛、多汗、流泪、流涕、腹泻、尿频、大小便失禁、瞳孔缩小、支气管痉挛、分泌物增加、咳嗽、气急，严重时出现肺水肿。②烟碱样症状：表现为肌纤维颤动，常由小肌群开始，如眼睑、颜面、舌肌等，逐渐发展肌肉跳动、牙关紧闭、颈项强直、全身抽搐等。③中枢神经系统症状：由于脑内乙酰胆碱堆积引起中枢神经系统功能障碍，包括头痛、头晕、意识模糊、抽搐甚至昏迷。

4. 酒精中毒的护理要点：①密切观察病情：特别注意意识及呼吸的变化。②保持呼吸道通畅：宜将病人安置呈头低左侧卧位，保持呼吸道通畅，防止呕吐物误吸。③饮酒量多且意识清醒者，可用催吐或洗胃的方法清除未吸收的酒精毒物。④躁狂或抽搐者做好安全护理，适当应用镇静剂。⑤昏迷者按昏迷护理常规进行护理。⑥做好心理护理，开展反对酗酒的宣传教育。

5. 毒蛇咬伤急救与护理措施　急救原则：防止毒素扩散和吸收，尽可能地减少局部损害。蛇毒在3～5分钟即被吸收，故急救越早越好。

（1）减慢毒素的吸收

①被毒蛇咬伤后，肢体应限制活动，以免加速血液循环，促进毒素吸收和扩散。

②迅速在伤口近心端用布带等进行结扎，以阻断静脉、淋巴回流。

（2）尽快局部排毒：用3%过氧化氢、0.05%高锰酸钾冲洗伤口。去除毒牙及污物。咬伤在24小时以内者，以牙痕为中心切开伤口成"＋"或"＋＋"形，排出毒液。

（3）中和毒素：毒蛇咬伤后应尽早使用抗毒血清，应用抗蛇毒素必须做皮内试验，阴性者方可应用，注射前准备好肾上腺素、地塞米松等药，以防过敏反应的发生。

（4）严密观察病情变化：密切观察患者的生命体征、神志、面色、尿量以及伤肢的温度等情况，出现异常及时通知医生。

（5）对症治疗：如患者出现出血倾向、休克、肾功能不全、呼吸麻痹等，应立即采取积极的治疗措施。常规使用破伤风抗菌药物防止感染。

（6）营养支持：给予患者易消化、高蛋白、高热量、高维生素饮食，注意多饮水，忌刺激性饮料，以免毒物吸收加快。

6. 酒精中毒急救措施

（1）保持呼吸道通畅：使病人处于头低左侧卧位，以防呕吐物吸入气道，呼吸抑制者，给予呼吸兴奋剂，必要时行气管插管，呼吸机辅助呼吸。

（2）清除未吸收的酒精：如病人饮了大量酒，可用催吐或洗胃的方法，清除未吸收的酒精。

（3）纳洛酮治疗：纳洛酮对昏迷和呼吸抑制的病人有兴奋呼吸和催醒作用。

（4）镇静治疗：躁狂者可给予氯丙嗪肌内注射，或安定稀释后缓慢注射。

（5）透析：重度昏迷或出现呼吸抑制者，应进行紧急透析治疗。

（6）对症治疗：可静脉输注肌苷、肝太乐、维生素C等药物。

（7）全面监护病人，防止意外：兴奋躁动的病人必要时加以约束；共济失调时应休息，避免活动以免发生外伤，加强基础护理，减少并发症。

病例分析

病例一

1. 急性一氧化碳中毒。

2. 急救原则

（1）现场急救：立即打开门窗，迅速将病人移至室外空气新鲜处。

（2）氧疗：吸高浓度氧，有条件者即行高压氧治疗。

（3）积极防治脑水肿：促进脑细胞代谢，脱水，利尿，早期应用能量合剂。

（4）对症治疗：如呼吸衰竭、昏迷的处理。

病例二

1. 护理措施

（1）确保生命体征：应立即给予吸氧，同时，应立即用大号静脉留置针开放两条静脉通道，以保证抢救的成功。

（2）清除未吸收毒物，应立即予以及时有效地洗胃。

（3）应用特效解毒剂：有机磷农药中毒病情急，发展快，当确诊后应马上给予足够的胆碱酯酶复活剂和抗胆碱能药，用药原则为尽早用药，联合用药，首次足量，重复用药。

（4）对症治疗：保持呼吸道通畅，及时清理呼吸道分泌物，吸氧。维持水、电解质、酸碱平衡，应及时补充液体、电解质，纠正酸中毒。当病人出现肺水肿、脑水肿时给予相应的处理。可以输血，以补充胆碱酯酶。同时加强基础护理，尽量减少各种并发症。

2. 病情的观察

有机磷农药中毒病情变化快，因此应密切观察病人的病情变化。

（1）密切观察病人生命体征的变化，瞳孔及意识的变化，特别是呼吸的变化，最好做血气分析，如血氧分压低于 50mmHg，则应气管插管，使用呼吸机。

（2）洗胃时应注意观察洗胃液及腹部情况，有无消化道出血、穿孔症状。

（3）药物副作用的观察，观察阿托品化的表现，注意与阿托品中毒的鉴别。

（4）胆碱酯酶活力的观察：首次给药后 30～60 分钟，测定血胆碱酯酶活力，如胆碱酯酶活力增加，继续观察，如胆碱酯酶活力无好转，再次给药，1～2 小时后再测胆碱酯酶活力，如下降，再次洗胃，重复给药，主要中毒症状基本消失，血胆碱酯酶活力上升达 50% 以上后，停药观察，每 2～3 小时测血胆碱酯酶活力一次，连续 3 次血胆碱酯酶活力保持 50% 以上可以出院。

（5）迟发毒作用的观察，急性有机磷中毒可反跳，病人可出现心律失常、呼衰，导致病人突然死亡，因此要延长观察时间，以防反跳。

（6）心理活动的观察与护理，有机磷中毒的一个重要原因是病人服毒自杀，自杀原因很多，有家庭的和社会的原因，病人苏醒后常表现为悲伤、不言语、无声落泪。因此护理人员应针对服毒原因给予安慰，让家属陪伴病人，不歧视病人，为病人保密。

3. 阿托品化的表现

（1）意识清楚或模糊。

（2）颜面潮红、干燥。

（3）瞳孔由小扩大后不再缩小。

（4）体温正常或轻度升高。

（5）心率 ≤ 120 次 / 份，脉搏快而有力。

第八章　中暑、淹溺与触电病人的救护

一、名词解释

1. 是指人体处于高气温或伴有湿度较大的环境中，以体温调节中枢障碍、汗腺功能衰竭和水电解质丧失过多为特征的急性疾病。

2. 多发生于大量出汗及口渴，饮水多而盐补充不足，致血中氯化钠浓度急速降低时。表现为四肢无力、肌肉痉挛、疼痛，以腓肠肌多见，也可因腹直肌、肠道平滑肌痉挛引起急性腹痛。

3. 人入水后，因受强烈刺激（惊慌、恐惧、骤然寒冷等），引起喉头痉挛，以致呼吸道完全梗阻，造成窒息死亡。

4. 一定量的电流通过人体致使组织损伤和功能障碍甚至死亡，称为电击（electric injury）或电损伤，俗称触电。

二、填空题

1. 物理降温　药物降温　环境降温　体表降温　体内降温

2. 心室颤动　呼吸停止

3. 膝顶法　肩顶法　抱腹法

4. 口小底大　外浅内深

三、选择题

1. A　2. D　3. A　4. A　5. B　6. A　7. C　8. E　9. D　10. B　11. C

12. A　13. A　14. C　15. E　16. A　17. D　18. B　19. A　20. D　21. A

22. B　23. D　24. B　25. C　26. E　27. E　28. E　29. D　30. D　31. E　32. B　33. B

四、简答题

1. 多见于老年人及未能适应高温者，因大量出汗，外周血管扩张，使血容量不足，引起周围循环衰竭，临床表现为头晕、头痛、恶心、呕吐、面色苍白、皮肤湿冷、血压下降、昏厥甚至昏迷。

2. 降温包括物理降温和药物降温。物理降温措施：①环境降温；②体表降温：头部降温、冰水或酒精擦浴、冰水浴；③体内降温：冰盐水进行胃或直肠灌洗，用4℃葡萄糖生理盐水静脉滴注。当肛温降至38～38.5℃时，暂停降温。药物降温主要药物有氯丙嗪、地塞米松和人工冬眠药物。

3. 淹溺现场急救措施

（1）迅速使淹溺者出水：将淹溺者从水中救出，缩短缺氧时间，赢得宝贵的抢救时机。

（2）保持呼吸道通畅：立即清除口、鼻腔中的污水、污物、分泌物及其他异物，确保气道通畅。

（3）倒水处理：可选用下列方法之一倒出淹溺者呼吸道、胃内积水。但必须注意的是，如果呼吸或心跳已停止，应首先或同时进行人工呼吸或胸外心脏按压。

1）膝顶法：救生者一腿跪地，另一腿屈膝，将溺水者腹部横放在救护者屈膝的大腿上，头部下垂，后压其背部，使胃及肺内水倒出。

2）肩顶法：抱起伤员双腿，将其腹部放在急救者肩上，快步奔跑使积水倒出。

3）抱腹法：抱起伤员的腰腹部，使其背朝上、头下垂进行倒水。

（4）心肺复苏：呼吸停止者应立即进行口对口人工呼吸。心跳也停止者，则人工呼吸和胸外心脏挤压同时进行。在病人转运过程中，不应停止心肺复苏。

4.①迅速脱离电源：立即切断电源或用木棒、竹竿等绝缘物使病人脱离电源。②保持呼吸道通畅：松解上衣领口和腰带，使其呈仰卧位，头向后仰，清除口腔中的异物，有义齿应取出。③心肺复苏：病人脱离电源后应立即检查病人心肺情况。如发现呼吸停止、颈动脉处触及不到搏动，要立即进行口对口人工呼吸和胸外心脏按压，并要坚持不懈地进行。主张人工呼吸至少应继续4小时以上，甚至6～8小时。

五、病例分析

1. 淹溺（淡水淹溺）。

2. 给予生理盐水静脉滴注，输液滴速从小剂量、低速度开始，避免短时间内大量液体输入而加重血液稀释程度。

第九章 昏 迷

一、名词解释

1. 意识大部分丧失，无自主运动，对声、光刺激无反应，对疼痛刺激尚可出现痛苦的表情或肢体退缩等防御反应。角膜反射、瞳孔对光反射、眼球运动、吞咽反射等可存在。

2. 意识全部丧失，对外界各种刺激均无反应，深、浅反射消失，全身肌肉松弛。

二、填空题

1. 蛛网膜下腔出血或脑膜炎 急性脑血管病、颅脑外伤和脑占位病变 常见于癫痫、高血压脑病、脑栓塞、子痫等 甲状腺危象、感染性疾病 常见于肝性脑病

2. 15～30分钟 0.5～1小时 每4小时

3. 50

4.1～4　1～5　1～6

三、选择题

1.D　2.A　3.C　4.A　5.A　6.A　7.C　8.E　9.D　10.E　11.C　12.D　13.E

14.A　15.A　16.B　17.D　18.C　19.B　20.B

四、简答题

1.昏迷病人的救治原则

（1）迅速采取措施，维持基本生命体征。

（2）对症处理，维持重要脏器功能。

（3）积极进行病因治疗。

2.根据病人病情严重程度，确定意识、瞳孔、体温、脉搏、呼吸及血压的观察测定时间，昏迷初期病情严重者测量时间每15～30分钟一次；病情较轻者可0.5～1小时测一次。病情稳定者可逐渐增加观察间隔时间，如每4小时一次。测定结果应及时准确记录，并注意观察昏迷和清醒的时间。观察中应密切注意GCS指数变化，如发现指数迅速下降，则提示有中枢神经系统继发性损害的可能。如发生脑肿胀、脑水肿、出血及脑缺血等，必须及时报告医生，迅速进行救治。

3.定时翻身，每2小时一次，必要时30分钟一次。给予局部皮肤组织按摩。保持病人皮肤和床单的清洁干燥。每日用温水清洁皮肤一次。床铺也应保持清洁、干燥、平整、无渣屑。注意对骨髓突起部位给予气圈或海绵衬垫。对受压处可蘸少许50%乙醇给予按摩，每次3～5分钟，以改善局部血液循环。

4.格拉斯哥昏迷评分（GCS）主要包括3个方面的内容，即运动能力、语言能力和睁眼能力。

运动能力：6分按吩咐运动；5分对疼痛刺激产生定位反应；4分对疼痛刺激产生屈曲反应；3分异常屈曲；2分异常伸展；1分无反应。

语言能力：5分正常交谈；4分胡言乱语；3分只能说出单词（不适当的）；2分只能发音；1分不能发音。

睁眼能力：4分自发睁眼；3分能通过语言吩咐睁眼；2分通过疼痛刺激睁眼；1分不能睁眼。

昏迷程度判定：昏迷程度以三者分数加总来评估，得分值越高，提示意识状态越好，正常人为15分，8分以下为昏迷，3分以下为深度昏迷。

五、病例分析

1.判断病人的意识处于昏迷状态。

2. 救护措施

（1）密切观察病情变化：定时监测体温、脉搏、意识、瞳孔、呼吸、血压等。

（2）保持呼吸道通畅：平卧位，头偏向一侧，吸痰，观察缺氧情况，必要时行气管插管或气管切开，使用呼吸兴奋药物，给予人工呼吸或机械通气。

（3）维持水、电解质及酸碱平衡：补充适量的钾、钠等，定期测电解质。

（4）对症处理：消除脑水肿、促进脑功能恢复、保持有效的低温冬眠疗法。

（5）病因治疗：如颅内占位病变应尽快手术、中毒者要洗胃等。

（6）预防并发症：口腔护理、防止坠积性肺炎、预防褥疮、饮食护理、体温的护理、留置尿管的护理等。

第十章　常见救护技术及护理

一、名词解释

1. 机械通气是应用呼吸机进行人工通气治疗呼吸功能不全的一种有效方法，其主要作用是增加病人肺泡通气量，减少呼吸做功和改善缺氧。

2. 气管切开术是切开颈段气管前壁，使病人可以通过新建立的通道进行呼吸的一种手术，主要用于抢救喉阻塞的病人。

3. 气管内插管是通过人工插管建立应急呼吸通道，以救治急性呼吸衰竭而进行人工呼吸的有效措施。

二、填空题

1. 定压型　定容型　定时型　智能化、综合型

2. 72　2～3

3. 24　24～48

4. 锁骨下静脉　颈内静脉　股静脉

5. 先抢后救　先重后轻　先急后缓　先近后远　先止血后包扎　再固定后搬运

6. 腭垂　会厌

7. 血运不良　松开重新固定

三、选择题

1. D　2. E　3. B　4. D　5. C　6. C　7. B　8. D　9. C　10. C　11. A　12. B　13. A

14. B　15. A　16. D　17. A　18. C　19. B　20. D　21. B　22. E　23. C　24. D　25. C

26. A　27. A　28. C　29. B　30. C

四、简答题

1. 气管切开术后护理措施　①体位与饮食；②保证套管通畅；③保持局部清洁；④保持室内适宜的温度和湿度：室温在 20℃左右，湿度在 60% ~ 80%；⑤防止脱管；⑥按时更换外套管；⑦拔管护理；⑧专人护理。

2. 静脉穿刺置管术后护理　①预防感染；②保持导管通畅；③防止导管滑脱。

动脉穿刺置管术后护理　①稀释肝素液持续冲洗导管；②每次经测压管抽取动脉血后，均应用稀释肝素盐水快速冲洗；③管道内如有血块堵塞时应及时抽出；④保持测压管道畅通；⑤加强导管入口处及周围皮肤的护理，保持其干燥、无菌；⑥严格执行无菌技术操作；⑦加强临床监测；⑧加强置管侧肢体的观察与护理；⑨置管的时间一般不超过 72 小时。

3. 人机对抗的处理　①人机对抗严重者，首先让病人脱离呼吸机，用简易呼吸囊通气；②检查呼吸机及管路，查体特别是胸部体征，胸片及血气分析等。排除呼吸机故障，处理人工气道问题，调整呼吸参数；③针对病人情况适当处理：如做好心理护理，应用镇静、镇痛、肌松剂，降温，解痉，胸穿抽气或置管引流等。

4. 机械通气的护理　①病情观察：观察有无人机对抗，了解通气量是否合适。②呼吸道的护理：气管插管的护理，呼吸道湿化，吸痰的护理。③生活护理：做好口腔护理，皮肤护理，眼睛护理等。④定期监测病人血气分析及电解质变化。⑤预防和控制感染。

5. 止血的方法　①加压包扎止血法；②指压止血法；③抬高肢体止血法；④屈肢加垫止血法；⑤填塞止血法；⑥止血带止血法。